Objetivo: vientre plano

Consíguelo con la técnica hipopresiva

Si desea recibir información gratuita
sobre nuestras publicaciones, puede
suscribirse en nuestra página web:

www.amateditorial.com

también, si lo prefiere, vía email:

info@amateditorial.com

Síganos en:

 @amateditorial

 Editorial Amat

MARC BONAMUSA

Objetivo:
vientre plano

Consíguelo con
la técnica hipopresiva

Prólogo de Piti Pinsach

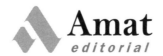

© Marc Bonamusa, 2016
© del Prólogo: Piti Pinsach, 2016
© Profit Editorial I., S.L. 2016
   Amat Editorial es un sello editorial de Profit Editorial I., S.L.
   Travessera de Gràcia, 18; 6º 2ª; Barcelona-08021

© Ilustraciones: XicArt
© Fotografías: XicArt

Diseño de cubierta: Babbel
Maquetación: XicArt

ISBN: 978-84-9735-850-7
Depósito legal: B-11.087-2016
Primera edición: Julio, 2016

Impresión: Liberdúplex

Impreso en España / Printed in Spain

Agradecimientos

Mi máximo agradecimiento y admiración a Piti Pinsach por su colaboración en este libro y, sobre todo, por el entusiasmo y la pasión que nos transmite a los profesionales del deporte que hemos tenido el placer de ser sus alumnos. También a Tamara Rial y Camilo Villanueva, y a todo el equipo de Low Pressure Fitness, por esa ilusión por cambiar la manera de entender el ejercicio físico y aportar luz en el ámbito de la salud a través del movimiento, mil gracias.

Quiero agradecer también a Ibón García de Miguel, excelente nutricionista y un gran amigo, con quien comparto el proyecto Wellfit, que en todo momento me ha ayudado aportando sensatez, sentido común y experiencia a la hora de explicar los fundamentos de la alimentación. ¡Gracias Ibón! Para mí eres una fuente inagotable de sabiduría y de trucos fabulosos para conseguir un vientre plano.

Le doy las gracias a otro buen amigo, Alexandre Escot, director de la Asociación Española de Inteligencia Evolutiva AEIE y creador del método psicoterapéutico Metaprogramación Cognitiva. Él me ayudó a comprender cómo funciona la mente, me ayudó a ser mejor profesional y también a crecer como persona. Gracias Alex.

Y finalmente, agradecer a mi familia, y en especial a mi pareja Anna y a todos mis amigos, que hayan estado a mi lado apoyándome durante todo este tiempo.

Índice

Prólogo 11

1. Introducción 15

2. Cómo empezó todo 19

3. Estética *versus* salud 23

4. Equilibrio emocional.
   Un factor imprescindible 27
   El cuerpo y las emociones 30
   Conoce tu mente 32
   Programa tu mente para obtener
   un vientre plano 33

5. Vientre plano y salud 39
   ¿Por qué es tan importante para nuestra
   salud tener un abdomen plano? 39

Los clásicos ejercicios de abdominales,
¿son una buena idea? 40

Conoce tu faja abdominal 44

El diafragma 47

El suelo pélvico 50

6. **Los hipopresivos** **53**

¿Qué son los hipopresivos? 53

Los orígenes de la técnica hipopresiva 54

Los hipopresivos y su relación con el yoga . . . 55

El impacto de los hipopresivos en
la actualidad 56

El nuevo concepto Low Pressure Fitness 57

Los efectos de los hipopresivos
en nuestro cuerpo 58

Los innumerables beneficios
de practicar hipopresivos 60

Hipopresivos para la recuperación
después del parto 74

Hipopresivos para hombres 81

7. **Aprende la técnica hipopresiva** **85**

La respiración 85

La postura 88

Los ejercicios 91

Dificultades a la hora de realizar
los ejercicios 100

Recomendaciones previas a tener
en cuenta antes de realizar hipopresivos 103

Precauciones 104

8. El reto: vientre plano en 1 mes
   con hipopresivos 107

9. Actividad física y vientre plano. Más allá
   de los hipopresivos 109
   Tu peso ideal 110
   ¿Perder peso o eliminar grasa? 113
   El metabolismo 116
   Diferentes formas de entrenar. 119
   Tres errores de entrenamiento que no
   te permiten bajar de peso 125
   Cómo hacer ejercicio sin perjudicar
   el suelo pélvico 128

10. Nutrición. La importancia de una buena
    conducta alimentaria. 131
    Fundamentos nutricionales 132
    Diez alimentos que favorecen
    un vientre plano. 135
    Cinco enemigos del vientre plano 138

11. Las diez claves para conseguir
    un vientre plano. 141

Testimonios 145

Bibliografía 149

Más información de interés. 151

Prólogo

No es casualidad sino causalidad que tengas este libro en tus manos. Buscas un cambio personal y tal vez profesional en tu vida y, como menciono en mis formaciones, esta lectura y la práctica de los ejercicios recomendados implicará un antes y un después en tu físico y en tu mente.

Son muchos los testimonios que ya han dado fe de ello. La incorporación del método psicoterapéutico Metaprogramación Cognitiva a la práctica física de los hipopresivos, actualizados por el nuevo sistema de Low Pressure Fitness, multiplica el potencial y los resultados.

Conocí a Marc hace unos años en una formación y me alegró verificar que había dejado huella en él y en su trabajo. Cuando me llamó para decirme que escribía un libro basado en los hipopresivos para lograr el vientre plano, le comenté que tenía información innovadora, que suponía un avance más a los conocimientos que había adquirido anteriormente, la revolución de los hipopresivos, Low Pressure Fitness. Marc no lo dudó un instante y se inscribió a un *workshop* para acumular más conocimientos.

Al acabar la formación una sonrisa de complicidad apareció en nuestros rostros. Los dos sabíamos lo que pensábamos antes de hablar. Le agradecí que me ofreciera colaborar en su libro escribiendo este prólogo y le dije que en Low Pressure Fitness todos formábamos un equipo. Cuando se lo comuniqué a la Dra. Tamara Rial, directora de investigación y desarrollo, y a Camilo Villanueva, director de operaciones, reorganizaron todo el trabajo porque sabían que el bebé deseaba nacer pronto.

Además, Marc me comentó su idea de agregar al ejercicio físico la visualización y me acordé de mis inicios en esta pasión-profesión, de ello hace más de 30 años. Recuerdo que en mi primer gimnasio en Banyoles, al acabar las sesiones incorporaba ejercicios de relajación y visualizaciones con los que pretendía lograr objetivos físicos, emocionales y curativos. Tenían mucho que ver con los que encontrarás en las próximas páginas.

Al hablar con él y ver su entusiasmo, pude verificar que otro colega más había conseguido que su pasión se convirtiera en su profesión. Es uno de los motivos que hacen feliz al ser humano. Este libro irradia felicidad puesto que Marc es un apasionado del ejercicio físico y la salud.

Contagia esta pasión y logra que tú, querido lector, también te sientas feliz al dejarte llevar por la lectura de un ser entusiasta y por ver logrados tus objetivos antes de ponerte a ello. La visualización, que explica con tanta claridad en el libro, es una parte muy importante del éxito y de la felicidad. Todo, antes de ser una realidad fue un pensamiento y la visualización es el primer paso para crear realidades. Y como bien me dijo Mavi, azafata de Iberia, todo lo que ves ha sido imaginado por alguien. Imagina y crea lo que deseas.

Este libro, eminentemente práctico y de fácil comprensión, rompe paradigmas y facilita el logro de objetivos físicos y emocionales.

Los ejercicios físicos de baja presión, Low Pressure Fitness, logran mejoras rápidas con poco tiempo de dedicación. Es un sistema global de ejercicio, una práctica física completa, sin riesgo, preventiva y que te ayudará a mejorar tu salud, lograr cambios estéticos sorprendentes, aumentar el rendimiento deportivo, la función sexual, incrementar la autoestima y el control emocional.

Los ejercicios de programación mental, como las dinámicas de visualización que describe muy detalladamente Marc, logran programar la mente para conseguir los objetivos deseados.

Te deseo que disfrutes tanto de esta lectura como lo hizo el autor al escribir el libro y nosotros al revisarlo. Como bien dice Marc, la lectura de *Objetivo: vientre plano* va a expandir emoción pues toda emoción debe ser expandida para cumplir con su propio ciclo de vida. Observa y date cuenta que es felicidad, nuestro deseo.

PITI PINSACH
cofundador de Low Pressure Fitness

1 Introducción

¿Te sientes bien con tu cuerpo? ¿Te molesta tener esta barriga que sobresale más de la cuenta? ¿Te gustaría tener un vientre plano pero no sabes cómo lograrlo? ¿Has probado múltiples dietas, productos, ejercicios y remedios milagro que no te han funcionado?

¿Por qué a algunos les resulta tan fácil tener un abdomen liso y tonificado y a otros no? ¿Qué elementos influyen a la hora de conseguir reducir el perímetro de tu cintura? ¿Qué tienes que hacer?

En relación con el tema de los abdominales, se han dicho tantas cosas que la gente ya no sabe qué hay que hacer. Existe una confusión general sobre esta cuestión, y es que todavía creemos que para tener un vientre liso hay que machacarse a hacer abdominales... o que para adelgazar hay que sudar... Estamos mal informados, mal asesorados.

En nuestro día a día nos vemos sometidos a las trampas de esta sociedad de la información en la que vivimos, de las que a veces es muy difícil escapar. Estamos perdiendo la capacidad de seleccionar y organizar la información que nos es realmente útil e importante. Podemos acceder a tal cantidad de datos con tan suma facilidad que, al final, estamos contaminados por un bombardeo constante.

Por eso, quiero aportar mi granito de arena y proporcionar información de calidad. Mi propuesta es compartir contigo mi experiencia y los conocimientos adquiridos, fruto de los años de estudio, además de ofrecerte mi punto de vista como profesional, organizando y sintetizando toda esta información, desmitificar falsas creencias al respecto y facilitarte una serie de herramientas que, bien aplicadas, te permitan obtener los recursos necesarios para conseguir un vientre plano de forma saludable.

En este libro no solamente encontrarás las claves para conseguir el resultado estético que buscas en tu abdomen, sino que comprobarás la importancia que tiene para tu salud el hecho de mantenerte con un vientre plano.

Descubrirás que conseguir un vientre plano depende de varios factores clave, como el equilibrio emocional, el ejercicio y la nutrición, que son pilares fundamentales y que, bien coordinados, te llevarán a conseguir los objetivos que te propongas.

Mi idea es ayudarte a replantear estos aspectos basándome en la técnica hipopresiva, la más efectiva que existe para reducir el perímetro de la cintura, teniendo en cuenta todas sus aplicaciones y beneficios. Te enseñaré cómo se hace y podrás empezar a practicarla.

Además, te facilitaré algunos trucos y consejos útiles para que tengas éxito en todos aquellos factores que influyen a la hora de conseguir un vientre plano, entre los que cabe destacar la importancia de las emociones y el modo como intervienen en un proceso de estas características. Te mostraré cómo puedes programar tu mente con ejercicios prácticos y sencillos, que te resultarán muy efectivos para alcanzar el objetivo que te propones.

¿Quieres descubrir qué hay que hacer para conseguirlo?

¡Súmate al Objetivo Vientre Plano!

2 Cómo empezó todo

Desde pequeño me encantaba correr, ir en bici y los deportes en general. Pero el deporte con el que más disfrutaba era el fútbol. Era rápido y habilidoso y se me daba muy bien. Ya en el colegio, empecé a destacar y me ficharon por primera vez en un equipo federado. Durante los años de fútbol base pude jugar en algunos de los mejores equipos de mi categoría en Cataluña, hasta llegar a juveniles. Me encantaba poder estar en ese nivel de competición y medirme con los mejores de mi edad.

Todo iba bien hasta que empecé a desarrollarme y aparecieron los primeros dolores en las lumbares. Crecía con una ligera escoliosis y una hiperlordosis lumbar, lo que se traducía en una desalineación en la columna que provocaba una alteración en la activación de algunos grupos musculares, que me producían una sobrecarga. Mi espalda adoptaba una posición incorrecta provocada por la hiperlordosis, a causa de la cual mi centro de gravedad estaba mucho más anteriorizado de lo normal, lo que facilitaba la distensión en el abdomen y causaba el dolor en la espalda. Los traumatólogos y los fisioterapeutas me decían que tenía que fortalecer mis abdominales, y eso es lo que intenté hacer con los ejercicios que me recomendaban. Pero por muchos abdominales que hiciera me seguía doliendo la espalda.

Este desequilibrio en la columna hacia que siempre tuviera molestias y el fútbol no ayudaba. Pasé por diferentes médicos y fisioterapeutas, algunos de los cuales me decían que dejara el deporte y me desalentaban constantemente. Nada me frustraba más que no poder disfrutar al máximo de aquello que más me apasionaba en la vida.

Pero un día un fisioterapeuta me propuso probar unos ejercicios «nuevos», que yo desconocía. Me hizo tumbar boca arriba y hacer una serie de respiraciones para relajar el diafragma. Tenía que inspirar el aire por la nariz abriendo al máximo las costillas, luego expulsarlo poco a poco de forma relajada y al final, después de soltarlo todo tenía que aguantar sin respirar unos segundos y procurar abrir las costillas sin inspirar, con lo cual notaba que el ombligo se metía hacia adentro. A las pocas semanas de realizar estos ejercicios mi postura cambió y el dolor de espalda desapareció completamente.

Este fue, sin saberlo, mi primer contacto con los ejercicios conocidos como hipopresivos. Fue todo un descubrimiento para mí, pues había encontrado algo que por fin funcionaba, algo que me aliviaba y que me permitía disfrutar de una vida normal, sin dolor.

Aunque no llegué a jugar como profesional, cuando dejé el fútbol y gracias a todo lo que había aprendido de esa experiencia, empecé a sentir la necesidad de documentarme sobre el tema y sobre cómo podía ayudar a la gente a tener una vida mejor a través del deporte. Este interés me llevó a estudiar Ciencias de la Actividad Física en la universidad, especializándome en el ámbito de la actividad física para la salud, lo que me permitió introducirme un poco más en esta técnica que tanto me había ayudado.

Una vez finalizados mis estudios empecé mi labor como entrenador personal y trabajé en los principales clubs de fitness de Barcelona. Durante esta etapa conocí a todo tipo de personas, con diferentes perfiles y objetivos distintos, por lo que tuve que seguir formándome para poder atender todos los casos que se me presentaban. Pude constatar que cada individuo es un mundo, con unas características físicas y emocionales distintas a las de otras personas, y que la mejor manera de asesorar es ofrecer un enfoque muy individualizado.

Asumí una gran responsabilidad como profesional, pues me fue preciso disponer de una serie de herramientas que fueran realmente útiles y específicas a la hora de dar respuesta a los problemas de cada perfil, y por eso me interesé en conocer las bases de algunas técnicas como el entrenamiento funcional, los hipopresivos o el coaching.

En uno de los centros de fitness en los que colaboré tuve la oportunidad de poder asistir a un seminario impartido por Piti Pinsach, pionero de los ejercicios hipopresivos, responsable de que se hayan extendido en el ámbito de la actividad física y el deporte, y una referencia a nivel internacional. Gracias a él, mi interés y entusiasmo hacia esta disciplina crecieron aún más, y fue a partir de ese momento cuando empecé a introducir estos ejercicios en mis sesiones de entrenamiento.

Por otra parte, después de muchos años tratando con personas, cada vez me daba más cuenta de lo importante que es el factor emocional a la hora de alcanzar objetivos. He visto gente que conseguía lo que se proponía sin ningún tipo de problema, mientras que otras personas con perfiles similares no lo lograban. La motivación, la constancia o adoptar hábitos saludables son conceptos que van ligados al ejercicio físico y que no se consiguen si la persona experimenta un desequilibrio emocional. Pienso que ayudar a las personas a encontrar la mejor versión de sí mismas y facilitarles que tengan más recursos a la hora de enfrentarse a sus retos es fundamental en mi profesión.

Por eso también decidí formarme en una técnica psicoterapéutica creada por Alexandre Escot, llamada Metaprogramación Cognitiva, que estudia la naturaleza de los procesos mentales con el objetivo de aprender a interactuar con las estructuras profundas de la mente y permitir al ser humano resolver sus conflictos internos. Gracias a estos conocimientos puedo ayudar a las personas a liberar los bloqueos emocionales que les impiden avanzar en sus vidas y hacer que les sea más fácil conseguir todo aquello que se propongan.

Actualmente dirijo Wellfit, mi propio centro de entrenamiento personal y terapias, en el que con otros grandes profesionales de la salud y el bienestar ayudamos a las personas a ser un poco más felices a través del ejercicio físico. Recomendamos a nuestros pacientes que se interesen por la técnica hipopresiva y lo planteamos como un hábito fundamental en sus vidas.

3 Estética *versus* salud

Por mi experiencia profesional puedo decir que el aspecto del abdomen es una preocupación principal en la mayoría de las personas que solicitan el servicio de un entrenador personal. No están contentos con el aspecto de su barriga y quisieran cambiarlo, es una parte de su cuerpo que no les gusta. No hay nadie que asocie un vientre plano con una vida más saludable pero está demostrado que estética y salud van de la mano.

En nuestra profesión siempre estamos a caballo entre estos dos puntos de vista, la estética y la salud. La verdad es que ambos conceptos están muy relacionados, y una persona saludable siempre tendrá mejor aspecto. Pero me gustaría hacer hincapié en que este proceso debería ser de dentro hacia afuera, y no al revés.

A menudo nos encontramos con personas que quieren estar mejor físicamente, tonificar esa zona del cuerpo cuya flacidez tanto les molesta, adelgazar quitándose esos kilos que les sobran, muscular sus bíceps, quitarse la barriga y marcar la famosa «tableta de chocolate». Y lo quieren ya, quieren resultados instantáneos. Durante muchos años, la industria del fitness ha hecho mucho daño con su filosofía de estar siempre en forma y a toda costa, dedicándose a vender cuerpos esculturales, musculados y estéticamente perfectos, y que para lucir bien hay que machacarse en el gimnasio, siguiendo esta dudosa filosofía del «*no pain, no gain*».

Esto nos ha llevado a una visión muy limitada sobre la verdadera finalidad que debería tener el hecho de practicar ejercicio físico, lo que conlleva ciertos desequilibrios e incoherencias. Suceden cosas tan chocantes como «matarse» haciendo dos clases de *spinning* seguidas y encender un cigarrillo al salir del gimnasio, o seguir un programa de ejercicios para perder peso y terminar cenando una pizza acompañada de litros de coca-cola. O bien otro clásico: ponerse a levantar pesas como un animal sin ninguna noción básica a fin de desarrollar una masa muscular desproporcionada, sin tener en cuenta la repercusión que esto puede tener en las articulaciones, por ejemplo.

Esto sucede cuando se valora sólo lo de fuera, la parte estética, y lo demás nos da igual. O cuando lo hago porque me lo han dicho, o porque está de moda y todo el mundo lo hace. No queremos ver nuestras verdaderas carencias y tampoco hacemos nada para solucionarlo, lo queremos todo fácil, estamos muy bien en nuestra zona de confort y no nos ponemos a hacer lo que realmente tenemos que hacer.

Cuando, en realidad, lo verdaderamente importante de la práctica regular y equilibrada de ejercicio físico es lo que ocurre en el interior de nuestro organismo. Se sabe y se afirma que la práctica habitual de actividad física conlleva grandes beneficios para nuestra salud:

Mejora el sistema cardiovascular, proporcionándonos una mayor resistencia y ayudándonos a prevenir enfermedades del corazón.

Mejora el sistema musculoesquelético. Nos permite aumentar la fuerza y el tono de nuestra musculatura, así como mantener el buen estado de los huesos y articulaciones.

Es un factor fundamental para prevenir el sobrepeso y la obesidad, así como otras enfermedades metabólicas como la diabetes tipo II y el cáncer.

Incide en nuestro estado emocional, proporcionándonos una sensación de bienestar constante, a la vez que mejora la autoestima. Tiene un efecto antidepresivo y regula la ansiedad.

La actividad física mejora la esperanza y la calidad de vida de todas aquellas personas que consiguen integrarla como un hábito.

Es fundamental entender la esencia de todo esto, que la persona se trabaje bien a sí misma desde dentro para tener un equilibrio en todas las áreas de su vida y que la belleza sea una consecuencia de un estilo de vida saludable. Cuando el proceso es al revés es como un parche, como si se quisiera maquillar todos esos defectos que hay detrás, taparlos y que no se vean, sin admitir nunca que el cuerpo es el espejo de nuestro interior y nos comunica que hay algo que no va bien.

En mi opinión, plantear cualquier programa de ejercicio sólo desde el punto de vista de la estética es equivocado; el entrenamiento cobra valor si está enfocado primero hacia la salud.

Por eso recomiendo plantear la práctica del ejercicio físico, así como la de otras técnicas, de manera que el hábito se vaya construyendo poco a poco de modo progresivo, sin las prisas de verse mejor delante del espejo corriendo el peligro de caer en la obsesión y acabar abandonando antes de tiempo.

Es bueno trabajar desde la esencia y desde el equilibrio, no desde lo material o lo superficial. Acepta tu cuerpo tal y como es ahora y céntrate en aprender, en hacerlo bien. Asesórate con buenos profesionales que te ayuden a planificar un programa de ejercicios apto para ti, enfocado a tus características individuales. Trabaja desde la base, busca mejorar tu consciencia corporal y concéntrate en los aspectos fundamentales, como la respiración. Primero cambia tus hábitos; luego, esfuérzate siendo constante y los resultados llegarán solos y más rápido de lo que te imaginas.

4 Equilibrio emocional. Un factor imprescindible

«Cada vez son más los profesionales del campo de la medicina, la psicología, la biología y en general de la salud y del bienestar personal, que apuestan por soluciones integrativas y holísticas. El motivo de ello es que cada vez son más las investigaciones que implican los conflictos emocionales como determinantes en el desequilibrio psicofisiológico que deriva en los problemas de salud.

»Todos hemos vivido experiencias dolorosas que todavía nos hacen daño al pensar en ellas. Ya sea sintiendo un nudo en la garganta, una presión en el pecho, una bola en el estómago... Nuestro cuerpo se tensa y nos distraemos para no pensar en ellas. Esta tensión nos indica que la carga afectiva de la experiencia vivida sigue reprimida y hasta que no la liberemos nos seguirá doliendo.

»Si la carga emocional aplica tensión a diferentes partes de nuestro cuerpo, estas partes carecen de una correcta circulación sanguínea, en consecuencia no se oxigenan correctamente y empiezan a acumular toxinas. Dependiendo de dónde se encuentren estas tensiones y de su intensidad pueden derivar en un tumor, en una inflamación, una contractura, una barriga, unas cartucheras... Mediante las psicodinámicas de la Metaprogramación Cognitiva liberamos la carga emocional, y esa parte del cuerpo empieza a liberar la toxicidad. Acompañada de buenos hábitos recuperará su estado de equilibrio.

»Así descubrimos que lo que se esconde detrás de las partes de nuestro cuerpo que no nos gustan es el dolor que nos producen experiencias que nos han hecho daño, y en cierto modo siguen haciéndonoslo. En este aspecto, con Marc estamos investigando el potencial de estas dinámicas de la Metaprogramación Cognitiva en los entrenamientos personales que se realizan en Wellfit y estamos descubriendo que la sinergia de las psicodinámicas conjuntamente con las técnicas de entrenamiento, como son los hipopresivos, aportan una mayor capacidad para la realización de los ejercicios y una mayor efectividad en los resultados».

Por ALEX ESCOT

Ya sabes cuáles son todos los beneficios para la salud que te aporta hacer ejercicio. Sabes que una nutrición equilibrada también es fundamental. Y ahora, con la lectura de este libro, vas a aprender la mejor técnica que haya existido jamás para obtener un vientre plano.

Si esto es así, con todas estas facilidades a tu alcance, ¿qué es lo que hace que todavía no te hayas puesto a hacerlo?

¿Por qué no has conseguido bajar de peso todavía?

¿Cuántas veces has estado apuntado a un gimnasio y ni si quiera has ido?

¿Cuántas veces has empezado un programa de ejercicios y lo has dejado a las primeras de cambio?

¿Cuántas veces has querido seguir una dieta y te has perdido por el camino volviendo a la pizza por las noches y a la coca-cola a todas horas?

¿Cuántas veces has querido ponerte a hacer ejercicio para cambiar esa parte de tu cuerpo que no te gusta?

¿Qué es lo que hace que quieras perder peso y que, hagas lo que hagas, nunca lo logres?

¿Cómo es posible que dos personas con el mismo perfil y características muy similares sigan un mismo plan de entrenamiento y una misma dieta, y una obtenga unos resultados extraordinarios y la otra no consiga ni siquiera avanzar? Si como profesionales aplicamos lo que nos dice la ciencia, la teoría del entrenamiento, la fisiología, la biomecánica y todo lo que hay que hacer lo hacemos bien, ¿por qué aun así hay personas incapaces de conseguir cambiar?

A lo largo de mis más de 10 años de experiencia como entrenador personal, me he encontrado con multitud de personas en las que se repite un mismo patrón. Personas que quieren pero no pueden. Personas que huyen y/o se apegan a otras cosas para no hacer lo que realmente tienen que hacer para ser más felices. Personas que siempre encuentran una excusa: «no tengo tiempo», «es muy caro», «me da pereza». ¿Te suena?

Pero lo grave de todo esto es que, al final, la persona entra en una relación de amor-odio con su cuerpo, que no sólo no le permite conseguir lo que quiere, sino que le hace cada vez más infeliz.

Para conseguir lo que se desea, es necesario que la persona salga de su zona de confort y empiece a cambiar algunos aspectos fundamentales de su vida. Pero para hacerlo tendrá que hacer un esfuerzo para el que no está prepara-da y su mente no podrá gestionar bien un desafío de esas características.

Hasta que no se libera la tensión resulta imposible avanzar, es lo que llamamos un bloqueo. Esto es lo que pasa cuan-do queremos adelgazar y en cambio seguimos comiendo dulces, o cuando hay alguna parte de nuestro cuerpo que no nos gusta y no hacemos nada para cambiarla. Tu mente te boicotea.

Por eso, encontrarse en un buen estado emocional es un factor fundamental para poder alcanzar todo aquello que te propongas. Conseguir el equilibrio en todas las áreas de tu vida es el objetivo en el que merece la pena enfocar to-dos tus esfuerzos, ya que eso es lo que te llevará al éxito.

¡Vamos a ello!

El cuerpo y las emociones

El cerebro es el órgano central de nuestro sistema nervio-so, que está formado por millones y millones de neuronas conectadas entre sí. La función del sistema nervioso es mantenernos con vida, y por eso ejerce el control sobre las funciones orgánicas de nuestro cuerpo. Este se encarga de enviarnos señales que podemos sentir físicamente cuando hay una anomalía.

De la misma manera, cuando vivimos experiencias doloro-sas nuestro cuerpo se tensa. Esta tensión se va acumulan-do en diferentes partes de nuestro organismo y eso hace que vayan enfermando cada vez más, por ejemplo engor-dando.

Todos tenemos conflictos en nuestras vidas que no hemos podido resolver bien. Son aquellas cosas que nos hacen mirar a otro lado cuando pensamos en ellas porque nos producen malestar. Todas las emociones que no pudieron ser expandidas en su momento siguen generando tensión en nuestro cuerpo, buscando la manera de salir.

Según muchos estudios, detrás de las lesiones y de los diferentes desequilibrios y enfermedades que padecemos podemos encontrar trastornos emocionales. Toda emoción debe expandirse para completar su propio ciclo de vida, ya que si se acumula demasiada tensión en determinadas partes del cuerpo, este enferma. Es lo que ocurre, por ejemplo, con el cáncer, en que la tensión se libera en forma de tumor.

No es muy difícil darse cuenta de cómo las emociones invaden nuestro cuerpo. Sólo tienes que pensar en cómo se te revuelve el estómago cuando te da miedo hablar en público, o en cómo se acelera tu corazón cuando sientes ira al discutir con tu pareja.

Incluso en la medicina tradicional china cada emoción está asociada a un órgano del cuerpo:

Ira: hígado.

Miedo: riñones.

Conmoción/susto: riñones y corazón.

Alegría: corazón.

Amargura (exceso de pensamiento y estimulación mental): bazo.

Preocupación: bazo y pulmones.

Tristeza: pulmones.

Tener respuestas emocionales es normal y saludable, sin embargo, cuando las reacciones son graves y/o prolongadas, pueden lesionar los órganos y hacerlos más vulnerables a la enfermedad.

El problema es que si no conseguimos liberar estas emociones nocivas de nuestro cuerpo, no sólo corremos el riesgo de acabar enfermando, sino que la tensión que acu-mulamos no nos dejará avanzar hacia aquellos aspectos que queremos mejorar de nuestra vida.

La clave está en liberarnos de la tensión. Si ya no hay ten-sión, el cerebro dejará de boicotearnos y nos permitirá avanzar. Si dejan de afectarnos aquellas emociones que sentimos al respecto, conseguiremos una relación más armónica con nuestro cuerpo y le daremos lo que necesita para desarrollarse de una manera más satisfactoria.

Conoce tu mente

El mundo que conocemos es una representación mental construida en base a los estímulos que captamos a través de los sentidos. Nuestro cerebro recibe estos estímulos en forma de cargas eléctricas que procesa a través de todo nuestro sistema nervioso construyendo una imagen.

Es decir, si te digo, piensa en la palabra amor, lo primero que sucederá es que proyectarás una imagen en tu mente, pero a uno le vendrá la imagen de un corazón y a otro la de su pareja o la de un familiar.

Esta imagen mental que nos construimos es nuestra forma de representar la información que percibimos interpretán-dola a partir de nuestros propios modelos y nuestra propia configuración neuronal. Así se construye la realidad que vivimos.

Pero si te digo... cierra los ojos y piensa en tu barriga, ¿qué sensaciones te produce? ¿Cuál es la emoción que predo-mina? Pruébalo. Es revelador ¿verdad?

O si te digo... cierra los ojos y piensa en hacer ejercicio. ¿Qué ocurre? ¿Te sientes bien en esa tesitura? ¿O por el contrario, te estresas sólo de pensarlo?

Si todo va bien, sentirás una sensación de paz y bienestar, pero si hay conflicto con esa parte de tu cuerpo o con el ejercicio, enseguida notarás que aparece el malestar y la tensión. Si piensas en esa parte de tu cuerpo que no te gusta o te genera tensión, como por ejemplo la barriga, enseguida sentirás que te invade una emoción negativa. Siempre existe una relación entre lo que piensas, sientes y consigues.

Dependiendo de cómo procesemos la información, viviremos una situación como conflictiva o no. Si nuestra configuración mental está mal, nuestra capacidad para relacionarlos con el entorno y nuestro propio cuerpo también lo estará. El problema es que esta tensión es la que te bloquea y hace que no puedas conseguir aquello que deseas.

Pero la buena noticia es que, ¡podemos hacer algo! Si reconfiguramos la manera en que nuestro cerebro procesa lo que vivimos, seremos capaces de liberar la tensión y podremos crear estrategias de pensamiento nuevas, de mayor efectividad. La idea es potenciar al máximo nuestras capacidades mentales, cargándonos de recursos y modelos útiles que nos permitan conseguir aquello que deseamos para ser más felices.

¿Quieres saber cómo se hace?

Programa tu mente para obtener un vientre plano

Reprogramar nuestra mente para que esté alineada con aquello que deseamos es posible y funciona. Son muchos los estudios que respaldan las técnicas de programación mental para conseguir objetivos, tanto en el ámbito personal como en el deportivo. Estas dinámicas proporcionan una herramienta efectiva a la hora de enfrentarse a cualquier situación conflictiva en la vida.

En mi metodología de trabajo suelo combinar el ejercicio físico con dinámicas de visualización, y puedo decir que los cambios que se producen tanto a nivel físico como mental son sorprendentes. Estos ejercicios permiten a la persona eliminar la tensión que le produce el conflicto, siéndole más fácil superar los obstáculos que le impiden conseguir lo que desea. Lo que sucede es que logramos generar conexiones neuronales nuevas que hacen posible que el cerebro cree estrategias donde antes había un bloqueo.

Aquí voy a proponerte una manera sencilla, pero muy potente, de programar tu mente, con una serie de ejercicios que te ayudarán a conseguir un vientre plano.

Ejercicio 1: Ponle un color

Lo primero es que liberes esa tensión que te provoca el conflicto y que te genera el malestar, ya sea porque no te gusta hacer ejercicio o porque no te gusta tu barriga, o por cualquier otro motivo. Al final lo que queremos es que no haya tensión para que el sistema nervioso interprete que ya no hay conflicto. Para ello, procederemos a realizar este sencillo pero efectivo ejercicio de visualización con colores.

Pasos a seguir:

1) Cierra los ojos y piensa en esa parte del cuerpo que no te gusta, por ejemplo la barriga.

2) Ponle un color. Una vez identificada la tensión deja que esa parte del cuerpo se ponga de un color. Si no te viene ninguno, ponle el color que tú quieras.

3) Elimina la tensión. Ahora, respira profundamente y deja que ese color crezca por todo tu cuerpo. Deja que el color se expanda y que se haga todo lo grande que quiera. Después, con la ayuda de la respiración, sopla e imagina que expulsas todo el color que tienes en el cuerpo. Sigue respirando y poco a poco deja

que el color se vaya difuminando hasta que desaparezca del todo.

4) Verifica la tensión. Vuelve a mirar esa parte de tu cuerpo y repite el proceso hasta que no aparezca ningún color.

5) Abre los ojos. Si todo ha ido bien, sentirás una nueva sensación de bienestar y alivio en tu cuerpo.

Puedes realizar la misma dinámica pensando en «hacer ejercicio», o en cualquier situación conflictiva de tu vida que te genere tensión y ver en qué parte del cuerpo la sientes, ponerle un color y expulsarla.

Con este ejercicio lo que conseguimos es liberar la tensión y desprogramar el conflicto que se almacenaba en esa parte del cuerpo. Dejamos que se exprese la emoción y salga (metafóricamente) de nuestro cuerpo, de modo que ya puedes acceder a lo que antes no podías.

Ejercicio 2: La caja

Cuando vivimos una situación complicada que no podemos solucionar, lo experimentamos como si estuviéramos atrapados en una especie de habitación sellada de la que no podemos salir. Nos bloqueamos y, a veces, ni siquiera podemos enfrentarnos a ello. Cuando quieres tener un vientre plano y todavía no lo has conseguido es porque tu mente no tiene los recursos y las herramientas necesarias para conseguirlo.

Necesitas cargarte de recursos que permitan a tu mente encontrar la «llave» que abre la puerta de las soluciones que antes eras incapaz de encontrar y poder salir así de esa habitación en la que estás atrapada/o.

La caja sirve para afrontar a tiempo real situaciones que son un conflicto. De alguna manera, programamos nuestra mente a tiempo real para ayudarla a generar las estrategias que nos permiten superar cualquier dificultad en el mismo momento que surge.

Si cuando te vas a poner a hacer ejercicio, o cuando llega la hora de comer los alimentos necesarios empiezan a aparecer pensamientos como «no me apetece» o «ya lo haré otro día» o «es que es muy difícil» y notas que tu diálogo interno te empieza a boicotear, prueba con este ejercicio y comprobarás que de repente te será más fácil hacerlo.

Pasos a seguir:

1) Cierra los ojos e imagina que aparece una caja en el suelo.

2) Abre la caja y mira qué hay dentro. Verás que en el interior aparecen objetos. Puede ser que haya una llave, una moneda, una pelota, o cualquier objeto.

3) Coge todo lo que hay dentro de la caja y acércalo a tu pecho. Intégralo imaginando que lo absorbes y se funde con tu cuerpo. Puedes imaginar que se convierte en un haz de luz que entra en tu cuerpo.

4) Vuelve a mirar la caja y comprueba que dentro no quede ningún objeto. Si todavía hay algo, intégralo hasta que en la caja ya no quede nada.

5) Respira hondo y abre los ojos. Verás que lo que antes te resultaba complicado ahora te será más fácil.

Cuando abrimos una caja simulamos un elemento contenedor de recursos. Esos objetos que aparecen en la caja son los que tu mente interpreta que necesita, de forma metafórica, para solventar la situación de dificultad que le propones en ese mismo momento. Después de hacer este ejercicio, te darás cuenta que te resulta más fácil hacer cosas que antes no podías para conseguir un vientre plano, como escoger mejor los alimentos, gestionar mejor el tiempo, estar más motivado, o hacer esos ejercicios que te resultaban tan complejos.

> **Consejo.** Te recomiendo que cuando te enfrentes a cualquier situación que sea complicada y no sepas cómo gestionar, cierres los ojos y te imagines una caja. Cuando integres todo lo que hay dentro, de repente comprobarás que tu mente empezará a crear estrategias de pensamiento nuevas que antes no tenía y te ofrecerá la solución que antes no encontrabas.

Ejercicio 3: El «yo ideal»

Finalmente, una vez liberada la tensión y conseguidos los recursos necesarios, hemos de atraer el objetivo hacia nosotros. La mejor manera será imaginando que ya es nuestro. Podrás hacerlo con esta última dinámica de visualización, en la que te propongo el diseño de un «yo ideal», una especie de avatar hecho a medida y configurado en función de cómo te gustaría que fuera tu cuerpo y/o concretamente el aspecto de tu barriga.

Pasos a seguir:

1) Visualiza tu objetivo. Cierra los ojos, respira hondo y concéntrate. Imagina a tu «yo ideal» delante de ti. Imagínatelo con todo lujo de detalles y con todo lo que necesita para que tenga el cuerpo que deseas y el aspecto del abdomen que quieres.

Mira a tu «yo ideal» y pregúntale: «¿Tienes algo para mí?». Imagina que el «yo ideal» te da cosas, como objetos y palabras y las vas integrando una a una, absorbiéndolas en tu cuerpo, hasta que ya formen parte de ti y desaparezcan.

2) Cuando haya terminado de entregártelo todo, abrázalo e intégralo, imaginando que el «yo ideal» se funde en tu cuerpo.

De esta manera hemos conseguido programar tu mente para que te lleve al objetivo deseado: «tener un vientre plano». Ahora ya tienes el propósito claro y tu mente ya lo ha procesado como algo real y alcanzable, por lo que empezarás a atraer todo tipo de situaciones en tu vida que te llevarán a conseguirlo. Ya no te genera tensión, y tienes los recursos mentales para ello, sólo has de dejar que tu inconsciente haga el trabajo.

(Estos ejercicios han sido revisados y aprobados por la Asociación Española de Inteligencia Evolutiva, AEIE, y el Instituto Internacional de Metaprogramación Cognitiva, IIMC.)

Consejo. Visualiza tu objetivo. Imaginar detalladamente cómo quieres que sea tu cuerpo permite que tu cerebro cree las estrategias necesarias para conseguirlo, siempre que eso no te genere tensión.

Si el segundo y el tercer ejercicios te parecen muy difíciles, puedes seguir haciendo el primero todas las veces que quieras. Te aportará el bienestar que necesitas y muchas cosas positivas.

Si aun haciendo estos ejercicios no mejoras, te aconsejo que te dejes asesorar por un profesional terapeuta en Metaprogramación Cognitiva.

En este libro, además, te daré las claves que necesitas para conseguir un vientre plano a través de las mejores técnicas de ejercicio y unas pautas nutricionales adecuadas.

¡Vamos a descubrirlo!

5 Vientre plano y salud

¿Por qué es tan importante para nuestra salud tener un abdomen plano?

Uno de los parámetros que determinan nuestro estado de salud es el Índice de Cintura y Cadera ICC. Según la OMS (Organización Mundial de la Salud), el ICC es el resultado de dividir el perímetro en cm de la cintura con los de la cadera, estableciendo unos valores normales en mujeres de 0,8 y de 1 en los hombres.

ICC= cintura cm/cadera cm

Los valores superiores a los indicados indican obesidad, lo que aumenta los niveles de riesgo cardiovascular y la probabilidad de desarrollar enfermedades como la diabetes *mellitus* o hipertensión arterial.

Este hecho es más importante todavía si tenemos en cuenta la cantidad de órganos vitales que se encuentran en la cavidad abdominal. Tanto la musculatura profunda como las paredes abdominales son fundamentales para el buen funcionamiento de órganos y vísceras como el hígado, el estómago, los intestinos o la vejiga.

Además, el abdomen tiene una función vital para la salud de nuestro sistema musculoesquelético. El grupo de músculos que lo forman nos permite mantenernos erguidos en una postura estática y nos estabiliza mientras nos desplazamos. Asimismo, protege nuestra columna de múltiples agresiones e impactos actuando de faja natural.

Teniendo en cuenta estos datos, todavía es más importante concienciarnos sobre el hecho de mantener un abdomen activo y una cintura dentro de unas medidas saludables. Para ello, será necesario llevar una vida activa, practicando ejercicio con regularidad y siguiendo una dieta equilibrada. En este caso, introducir los ejercicios hipopresivos en nuestro programa de actividad física será fundamental.

Los clásicos ejercicios de abdominales, ¿son una buena idea?

Durante muchos años hemos creído equivocadamente, y hay personas que todavía lo siguen pensando, que para tener un vientre plano y esbelto tenemos que hacer cuantos más abdominales mejor. Hemos integrado el «*crunch*» abdominal, el clásico ejercicio de flexión de tronco, como el ejercicio por excelencia para tonificar el abdomen. Seguimos viendo que estos ejercicios se programan indiscriminadamente en los gimnasios y en centros de rehabilitación.

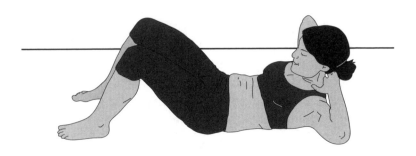

Figura 5.1. Ejercicio abdominal clásico de flexión de tronco.

La realidad es que estos ejercicios no son eficaces para reducir el perímetro de la cintura, y que incluso nos encontramos con personas que no solamente no lo reducen sino que lo aumentan.

El motivo principal es que este tipo de ejercicios abdominales de flexión de tronco hacen que aumente la presión abdominal. La faja abdominal recibe órdenes de ir «hacia afuera» y la práctica reiterada hará que se desarrollen provocando un abdomen abultado.

Al realizar estos ejercicios se produce una fuerza en la contracción abdominal que hace que aumente la presión y que empuja el periné hacia abajo y lo debilita. Esto causa una drástica disminución en el tono del suelo pélvico y facilita la caída de los órganos internos, como los prolapsos de vejiga, útero y recto. Por dicho motivo, su práctica se convierte en la principal causa de la incontinencia urinaria de esfuerzo y de algunas disfunciones sexuales. Esto sucede de manera especial en la mujer puesto que tiene una cadera más ancha y un periné más amplio y débil.

Desde el punto de vista biomecánico, entrenar sólo este movimiento produce una descompensación en el desarrollo de los músculos flexores respecto a los extensores. El aumento del tono de los primeros respecto a la atrofia de los segundos, más el olvido en el trabajo de los estabilizadores y de la musculatura estática deriva en un desequilibrio postural y en molestias en la espalda.

A todo esto se le suma otro agravante, y es que las continuas flexiones del tronco generan un nivel de presión muy alto en los discos, entre las vértebras, que empujan el núcleo hacia afuera pudiendo provocar a la larga protusiones y hernias discales.

¿Cuándo está completamente contraindicado hacer ejercicios de «crunch» abdominal?

En cualquiera de estas condiciones, no deberías realizar nunca, bajo ningún concepto, ejercicios de «*crunch*» abdominal:

Protusiones.

Hernia discal.

Patologías de la columna vertebral:

Escoliosis.

Hipercifosis.

Hiperlordosis.

Artrosis, artritis.

Osteoporosis.

Embarazo.

Posparto.

Hipertensión.

Además de estas contraindicaciones, sabemos que abusar de los ejercicios abdominales tradicionales provoca:

Hipertensión abdominal.

Abultamiento del abdomen.

Dolor de espalda.

Desequilibrios posturales.

Protusiones y hernias discales.

Prolapsos.

Incontinencia urinaria.

Disfunciones sexuales.

Los abdominales los forman un grupo de músculos que realizan funciones que van mucho más allá de la flexión del tronco estando tumbado en el suelo. En esta acción, el músculo protagonista es tan sólo el recto abdominal.

Basar el buen estado y funcionamiento de nuestro abdomen en la acción de un solo músculo en un movimiento analítico en concreto es dejarse muchas cosas. Es como hacer el trabajo «a medias» y además con muchas carencias que pueden derivar en dolencias. Entrenar la flexión de tronco, solamente puede tener sentido en algunos deportes en los que se necesite un desarrollo específico de la musculatura abdominal.

Para algunos deportistas es importante que la planificación del entrenamiento tenga una transferencia al gesto técnico que se realiza en su especialidad. En los deportes en los que los abdominales realizan otras funciones más allá de la estabilización del tronco y en los que es necesario generar fuerza para transmitirla a otros grupos musculares, entrenar el recto abdominal resulta necesario.

Por ejemplo, en algunos deportes deben realizarse movimientos con un amplio recorrido articular, como por ejemplo el atletismo, el fútbol, el tenis, el rugby o el judo, y es necesario que el abdomen tenga cierta potencia y velocidad en los flexores del tronco para poder ejecutar satisfactoriamente las distintas acciones del juego, como chutar, lanzar, hacer un cambio de ritmo, saltar, desplazar objetos o proyectar a un rival.

Con todo esto, lo que queremos destacar es que dejando a un lado a algunos deportistas de élite, entre las personas que realizan actividad física con un objetivo de salud y no de rendimiento, la práctica de estos ejercicios no beneficia ni es útil y tarde o temprano llevarán a una serie de disfunciones y patologías que nos reportarán más perjuicios que beneficios.

Hay otras técnicas más avanzadas para ejercitar tu zona abdominal de una manera más saludable y efectiva, como descubriremos con los hipopresivos.

Consejo. ¡Di no a los abdominales tradicionales! Elimina por completo de tu vida los ejercicios abdominales clásicos, NO reducen la cintura y te aportarán más perjuicios que beneficios.

Conoce tu faja abdominal

La faja abdominal tiene como función principal sujetar nuestros órganos y vísceras. Se trata de los músculos más profundos que forman el centro de nuestro cuerpo. Esta musculatura es también la que estabiliza nuestra cadera y columna vertebral permitiéndonos mantener una postura erguida.

La faja funciona como un paquete de músculos que nos sujeta y nos da estabilidad. Una faja abdominal activa mejora la salud en general, haciendo que nuestro cuerpo sea más eficiente a nivel fisiológico y biomecánico. Esto es de vital importancia, ya que conseguiremos un mejor estado de nuestros órganos, y a la vez protegeremos mejor nuestra columna de posibles dolencias y/o lesiones.

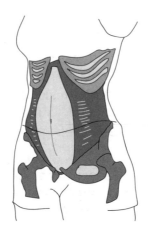

Figura 5.2. Faja abdominal.

En personas sedentarias suelen ser comunes los malos hábitos posturales, incluso la simple posición de bipedestación (de pie) durante un largo período produce dolores de espalda, por lo que entrenar la cintura abdominal de forma adecuada protegerá la columna vertebral de esas agresiones.

Entre los deportistas, además de fortalecer los músculos principales que intervienen en el deporte que practican, es fundamental la planificación de ejercicios que mejoren su faja. El deportista necesitará fijar su tronco, estabilizarlo y protegerlo de los impactos a los que está sometido.

Por ejemplo, los corredores necesitan una buena faja abdominal que les ayude a ser más eficientes en la carrera. En este caso, ejercitar de forma adecuada la faja abdominal les permitirá obtener una postura más erguida evitando curvaturas excesivas, amortiguando el impacto en cada pisada y consiguiendo así un menor desgaste energético.

Lo mismo sucede con los ciclistas, entre los cuales un correcto funcionamiento de la faja abdominal les ayuda a mantener durante más tiempo una posición aerodinámica que les beneficia a la hora de evitar un desgaste excesivo.

Por lo que respecta a los deportistas que precisan fuerza, disponer de una faja abdominal que facilita la transmisión de las fuerzas les permitirá levantar pesos, chutar, lanzar o saltar con más eficacia y seguridad. Mayor eficiencia puesto que la faja hará de verdadera faja y se contraerá automáticamente, al mismo tiempo que se lleva a cabo la acción deportiva, y esta misma acción puede ayudar a prevenir hernias inguinales, abdominales, umbilicales, discales y pubalgias.

En definitiva, mantener en buen estado la faja abdominal ayuda tanto a la prevención de lesiones como a mejorar la economía del deporte específico (menor gasto energético para un mismo esfuerzo). Y para la mayoría de personas con objetivos más enfocados a la salud, supone la base para el buen funcionamiento de los órganos, la columna y la postura.

Ejercicio 4: Conecta con tu faja abdominal

Hazte la pregunta: ¿Cómo está mi faja? ¿Hace lo que tiene que hacer?

La faja abdominal ha de funcionar por sí sola automáticamente. Se tiene que contraer hacia adentro para protegernos al toser o al reír, de ahí su nombre de faja. Es un conjunto de músculos muy especial que debe tener esta anticipación, y a la vez que se realiza un esfuerzo, un grito, una tos o una risa, debe contraerse sola para evitar que con el esfuerzo se abombe y se desgarre.

Pasos a seguir:

1) Puedes probarlo sentado o tumbado boca arriba, con las rodillas algo flexionadas y los pies en el suelo.

2) Pon una mano por debajo de tu ombligo.

3) Tose fuerte.

4) Observa tu mano. ¿Qué hace? ¿Se va hacia afuera, o hacia adentro?

5) Repite el ejercicio y compruébalo otra vez para asegurarte.

Si ves que cuando toses tu barriga empuja tu mano hacia afuera en lugar de entrar hacia adentro... itenemos un problema!

La faja abdominal se tiene que contraer hacia adentro y hacia arriba, y lo tiene que hacer rápido, a gran velocidad.

Si no lo hace significa que tu faja no está cumpliendo su función. No te sujeta bien. Y esto no quiere decir únicamente que tu abdomen está distendido, que es la razón por la cual tienes barriga, sino que podrías empezar a tener algunas disfunciones y algunas patologías muy pronto, como incontinencia, dolor de espalda o una hernia.

Como veremos, la única manera de recuperar la función de tu faja abdominal y que vuelva a hacer aquello para lo que está pensada, que es mantener el vientre hacia dentro de forma natural, será mediante los ejercicios hipopresivos.

El diafragma

Cuando hablamos de la salud de nuestro abdomen y de nuestro cuerpo en general, no podemos olvidarnos de mencionar el diafragma.

El diafragma es un músculo situado en el centro de nuestro cuerpo y es el principal implicado en la respiración, aunque sus funciones no son solamente fisiológicas, sino nerviosas y emocionales.

Por encima del diafragma encontramos los pulmones y el corazón. Por debajo, el hígado, la vesícula biliar, el estómago, los riñones y el bazo. Esto quiere decir que se trata de un músculo de vital importancia para el funcionamiento de estos órganos.

Además, el diafragma se inserta en el esternón siguiendo las costillas y sujetándose por detrás en la columna vertebral, por lo que es un músculo directamente implicado en la postura y en la salud de la espalda.

Cuando este músculo tan importante se contrae, desciende. Esto, como cuando tiras del émbolo de una jeringa hacia afuera, hace que entre aire en los pulmones como lo haría en la jeringa. Al bajar empuja los órganos de la cavidad abdominal y pélvica. Cuando se relaja, asciende hasta su posición succionando los órganos de la cavidad abdominal y pélvica, los eleva y empuja los pulmones hacia arriba facilitando la salida del aire. Cuanto más se contrae el diafragma, mayor cantidad de aire entra en los pulmones, y cuanto más se relaja, más aire ayuda a exhalar.

Esto es muy importante, ya que el diafragma actúa como un desatascador que al subir succiona y ayuda al retorno de los líquidos acumulados en las piernas.

Cuando nos emocionamos y sentimos tristeza, cuando tenemos miedo o sentimos pánico, cuando hay una situación que nos supera y nos genera un alto nivel de estrés o de ansiedad, notamos que nos cuesta respirar. Sentimos una especie de contracción brusca en el pecho y en la boca del estómago que nos domina. Lo que notamos es el diafragma haciendo de las suyas, controlado por nuestro sistema nervioso e indicándote una vez más que debes liberar tensión para sobrevivir. El desatascador se queda rígido, se tensa, se atasca y desciende.

Como toda la musculatura, el diafragma necesita ejercitarse adecuadamente para mantener el tono, la movilidad y la elasticidad. Todo músculo que no se usa va reduciendo su capacidad y se va atrofiando. Si se usa en exceso se queda tenso y un diafragma tenso es un diafragma que está bajo, que molesta y no hace bien su función, no se respira fácilmente. Un diafragma restringido da lugar a una respiración restringida. Y no solamente eso, sino que un diafragma restringido es igual a emociones estancadas.

Sabemos, pues, que el papel del diafragma como músculo profundo del abdomen es fundamental y que su función va mucho más allá de la parte física, con una fuerte repercusión en el control de nuestras emociones.

Pero ¿cómo afecta el diafragma a tu abdomen? Es fácil de comprender. Un diafragma con el tono justo, estirado y flexible, podrá tirar de tu faja abdominal hacia arriba con más facilidad. Por el contrario, si lo tienes contraído y poco funcional, presionará todos los tejidos y órganos hacia abajo, haciéndote perder postura y contribuyendo a que te salga más la barriga.

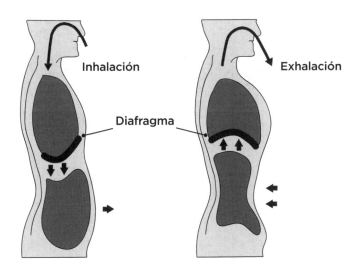

Figura 5.3. Movimiento del diafragma durante la respiración.

Más adelante veremos que los hipopresivos son el método ideal para entrenar nuestro diafragma y mantenerlo en funcionamiento de una manera saludable. Otra manera de relajar el diafragma sería descargando el nivel de tensión emocional, efecto que podríamos conseguir mediante el ejercicio de visualización con colores propuesto en el capítulo 4.

El suelo pélvico

Al hablar de suelo pélvico hacemos referencia a los músculos y otras estructuras ligamentosas que cierran el suelo del abdomen. Estas estructuras constituyen el sostén de los órganos pélvicos, como la vejiga, el útero y el recto.

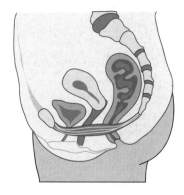 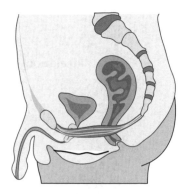

Figura 5.4a. Suelo pélvico femenino.   **Figura 5.4b.** Suelo pélvico masculino.

Por lo tanto, estos músculos tienen una implicación directa en la función de los órganos reproductores y excretores, encargándose, principalmente, de regular la salida de la orina y las heces controlando que no haya «escapes». Cuando estos músculos se atrofian no pueden realizar su función correctamente y la persona tiene dificultades para retener la orina.

Uno de los músculos más importantes del suelo pélvico es el elevador del ano, que delimita la zona alrededor del ano y los genitales. El suelo pélvico juega un papel fundamental en la función sexual. La falta de estímulo en esta zona hace que se pierda la propiocepción y la sensibilidad en estos músculos, lo que a largo plazo provoca disfunciones sexuales y, por lo tanto, relaciones poco satisfactorias.

La debilidad de la musculatura del suelo pélvico tiene diversas causas, entre ellas cualquier situación que aumente la presión intraabdominal como el sobrepeso, levantar pesas, los ejercicios clásicos de abdominales, correr, saltar, toser o estornudar.

En la mujer, el embarazo es otra de las causas que, por diversos factores como el drástico aumento de peso y la hiperlaxitud ligamentosa que se produce en los tejidos debido a los cambios hormonales, hacen que se debilite el suelo pélvico.

Otro de los motivos lo encontramos en los cambios hormonales que se producen también en la menopausia, que dan lugar a una atrofia de los músculos de la zona genital.

Ejercicio 5: Comprueba tu suelo tu suelo pélvico

1) Siéntate en el suelo con las piernas cruzadas o en una silla.

2) Tose bien fuerte.

3) Siente lo que pasa en tu ano. ¿Sube? o ¿baja?

4) Si no lo tienes claro, repite el ejercicio. ¡Tose fuerte!

5) ¿Qué sucede? Si tu suelo pélvico no sube, ¡tenemos un problema!

Entre los músculos que forman el suelo pélvico hay uno que se llama elevador del ano. ¿Por qué crees que se llama así? Efectivamente, porque ante un esfuerzo, una tos, una risa o un grito, de manera automática, sin tener que pensarlo, sube el ano hacia arriba. Como en el caso de la faja abdominal, la función del suelo pélvico es sujetar y hacer de pared. Si durante el ejercicio 5 no notas que el suelo pélvico sube, significa que los músculos del periné y todos los tejidos de la zona no hacen correctamente su función. Si al toser notas que el ano baja hacia el suelo, ya te avanzo que, y no haces nada para remediarlo, en poco tiempo podrías empezar a tener incontinencia urinaria y/o disfunciones sexuales.

Por lo tanto, ejercitar de manera adecuada el suelo pélvico es fundamental para prevenir la incontinencia y evitar disfunciones sexuales. Conviene seleccionar ejercicios y técnicas que logren recuperar la anticipación o la contracción automática del suelo pélvico. Tal vez ya supongas que la contracción voluntaria del suelo pélvico, no es probablemente la mejor manera de lograr este automatismo perdido. Lo conseguirás con los ejercicios hipopresivos.

6 Los hipopresivos

¿Qué son los hipopresivos?

Según su etimología, el término hipopresivo proviene del griego *Hypo*, que significa 'poco o bajo', agregado a la palabra *pressive*, que en francés significa 'presión'. Asimismo, lo podríamos definir como unos ejercicios posturales y respiratorios cuyo objetivo es entrenar el cuerpo sin incrementos excesivos de presión intraabdominal. Estos ejercicios son idóneos para reducir el perímetro de la cintura, disminuir el dolor de espalda, aumentar la capacidad respiratoria, mejorar la postura, la circulación sanguínea, la incontinencia urinaria y prevenir lesiones derivadas de la mala gestión de las presiones.

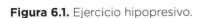

Figura 6.1. Ejercicio hipopresivo.

Los orígenes de la técnica hipopresiva

Para comprender el origen de esta técnica, tenemos que remontarnos a los fundamentos del yoga en la India hace 5.000 años, donde ya se realizaban algunas prácticas muy similares que comentaremos más adelante. Los yoguis observaron que al realizar una apnea espiratoria después de una exhalación completa, habiendo vaciado todo el aire de los pulmones y abriendo las costillas sin aire, se producía un estiramiento del diafragma que inducía a una disminución de la presión dentro de la cavidad abdominal y pélvica, succionaba los tejidos hacia arriba y provocaba una especie de «aspirado abdominal». Comprobaron que esta acción ayudaba a elevar y recolocar los órganos y las vísceras, provocaba una activación de la musculatura profunda del abdomen, elevaba el suelo pélvico y era de interés para ayudar a la movilidad visceral.

Esto mejoraba el diagnóstico de cualquier disfunción relacionada con el suelo pélvico. En base a esta respiración avanzada de yoga, la técnica se fue perfeccionando hasta que se elaboraron diferentes protocolos que establecieron las bases de los hipopresivos.

En los años ochenta, el Dr. Marcel Caufriez, fisioterapeuta francés especialista en el ámbito uroginecológico, realizó las primeras investigaciones científicas, desarrollando un conjunto de ejercicios pensados inicialmente para la rehabilitación del suelo pélvico.

Luego se fueron integrando otras importantes aplicaciones, como la rehabilitación del abdomen de la mujer después del parto, entre muchas otras, que se irán descubriendo a lo largo de estas páginas.

Los hipopresivos y su relación con el yoga

El yoga es una de las disciplinas más antiguas que se conocen relacionadas con el equilibrio del cuerpo y la mente. Esta filosofía de vida es conocida ahora en todos los continentes y su gran sabiduría milenaria se ha ido transmitiendo a lo largo de los siglos hasta la actualidad.

Los yoguis ya practicaban unos ejercicios «hipopresivos» denominados *Bandhas*, con los cuales manteniendo una serie de posturas y mediante el control de la respiración podían masajear los órganos internos eliminando la sangre estancada y estimular sus nervios.

El término hindú *Bandha* significa 'llave o cierre' y hace referencia a cerrar ciertas zonas físicas por donde se puede perder la energía vital. La técnica se basa en la respiración, pieza clave para el flujo de la energía, también denominada *prana*.

Esta dinámica requiere que se retenga el aire manteniendo una serie de posturas que nos permiten aumentar los niveles de consciencia y concentración. Su efecto también tiene beneficios sobre el sistema endocrino e influye positivamente en nuestras emociones.

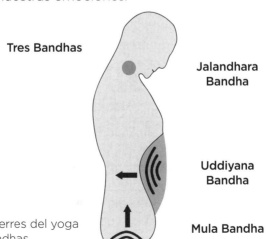

Figura 6.2. Cierres del yoga o Bandhas.

El impacto de los hipopresivos en la actualidad

Vivimos en la sociedad del bienestar. Por ello, estar en forma y mantenernos bien físicamente se ha vuelto una necesidad cada vez más importante.

Con los años, hemos ido evolucionando y aprendiendo nuevas técnicas y mejores hábitos que cada vez nos permiten vivir mejor. Los hipopresivos suponían un cambio de paradigma en el enfoque del entrenamiento abdominal para la salud. Hizo que nos replanteáramos las formas de cuidarnos por dentro y por fuera.

Los ejercicios hipopresivos del siglo pasado estaban orientados básicamente a la rehabilitación del suelo pélvico y se centraban mucho en la respiración.

Con el objetivo de incorporar nuevas investigaciones y crear una metodología más actualizada, algunos profesionales del ejercicio físico, como Piti Pinsach, Tamara Rial y Camilo Villanueva fusionaron la técnica hipopresiva inicial con otras técnicas más actuales como las miofasciales, la neurodinamia y la escuela de espalda, añadieron la metodología y la didáctica más avanzada en ciencias de la actividad física, y en el 2014 crearon Low Pressure Fitness, es decir, el fitness de baja presión. En definitiva, el concepto hipopresivo de los años ochenta-noventa evolucionó a un concepto más vanguardista de entrenamiento para la salud.

Se diseñaron nuevas metodologías de enseñanza para facilitar el aprendizaje a cualquier persona, de modo que pudiera asimilar y ejecutar perfectamente este nuevo sistema de entrenamiento.

Low Pressure Fitness, la revolución de los hipopresivos, empieza a ser un pilar incuestionable en la planificación del entrenamiento físico-deportivo y una recomendación cada vez más habitual en cualquier programa de fitness y de salud.

La práctica de estos ejercicios se encuentra en un momento de auge, y cada vez son más las personas que han podido comprobar sus múltiples beneficios.

El nuevo concepto Low Pressure Fitness

Para comprender el concepto Low Pressure Fitness y la combinación resultante de postura y respiración nos remitimos a las ancestrales barcas de pescadores de la ría de Vigo conocidas como gamelas. En la ilustración se puede ver una de ellas, con vela cuadrada.

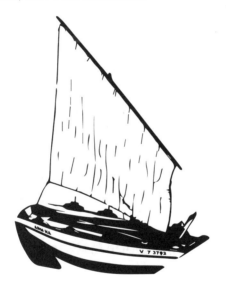

Lograr que el viento la haga navegar pasa por elevar y tensar la vela. Conviene izar el mástil y la verga, el palo transversal. En la práctica de estos ejercicios es imprescindible que la persona crezca, que busque una postura elegante, mostrando su altura. Conviene que la vela esté tensa y bien sujeta a la verga, sin mostrar ni una arruga. El pescador se asegura de tensar los extremos inferiores para obtener una mayor tensión, un mejor tono en la vela. Todos estos pasos son los mismos que se realizan para conseguir tensar las cadenas musculares y fasciales. Es la técnica postural básica de Low Pressure Fitness. La persona debe crecer, procurar que el cuello y toda la columna hagan un esfuerzo por estirarse. Debe tensar los lados, las extremidades superiores, conviene que tense los brazos, como queriendo alargarlos separándolos algo del tronco. En algunos casos se parecerá mucho a la gamela pues se le pedirá que ponga las manos y los codos a la altura de los hombros y esto creará una tensión transversal, como la que hace la verga en la gamela.

Una vez tensa la vela, en todos los sentidos, falta el viento o la apnea y abrir las costillas. Observando una fotografía de la ejecución correcta de esta parte respiratoria, puede verse que es muy similar a la vela cuando sopla el viento. Se provoca un efecto que en Brasil denominan «barriga negativa», muy parecido al efecto del viento sobre una vela.

Gracias a los avances que nos proporciona este nuevo concepto y a esta nueva manera de hacer hipopresivos podemos conseguir resultados de mayor calidad y de forma más efectiva.

Los efectos de los hipopresivos en nuestro cuerpo

Los hipopresivos suponen una nueva manera de entender nuestro cuerpo. Estos ejercicios aportan una gran cantidad de estímulos que nos permiten reprogramar nuestro esquema corporal. Esto es así porque dichos estímulos generan una serie de conexiones neuronales que activan el sistema nervioso autónomo y, con él, todos nuestros mecanismos reflejos que afectan al equilibrio postural, la respiración, la digestión, el metabolismo, la vascularización o la función sexual. El sistema nervioso autónomo es el que nos mantiene alerta y nos prepara para la acción asegurando nuestra supervivencia.

Por lo tanto, los hipopresivos inciden sobre aquellas estructuras anatómicas que no podemos controlar voluntariamente, como el diafragma, la faja abdominal y el suelo pélvico, que principalmente cumplen funciones respiratorias y posturales.

Por esta razón, los hipopresivos son mucho más que simples ejercicios abdominales, dado que modifican la manera que tu cerebro tiene de gestionar la postura, reorganizando tu esquema corporal de manera que sea más efectivo y funcional.

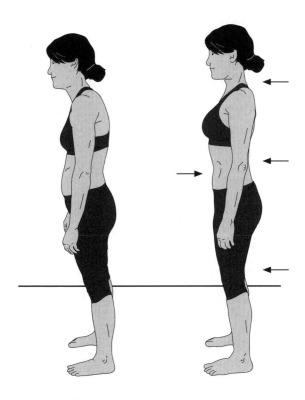

Figura 6.3. Cambios en el esquema corporal.

Los innumerables beneficios de practicar hipopresivos

Sabemos que los ejercicios hipopresivos, principalmente, disminuyen la presión abdominal y son idóneos para reducir el perímetro de la cintura, mejorar la postura, solucionar la incontinencia urinaria de esfuerzo y evitar los prolapsos.

Esta técnica revolucionaria te aportará definitivamente aquello que necesitas para conseguir un vientre plano, con todos los beneficios que esto conlleva. Es decir, no sólo conseguirás resultados estéticos espectaculares, sino que tu salud en general experimentará importantes mejoras.

En este apartado profundizaremos un poco más y conoceremos con detalle hasta dónde se extienden estos beneficios, descubriendo además sus principales aplicaciones.

Reducción del perímetro de la cintura

Esto es lo que buscabas, ¿verdad? Los hipopresivos son una revelación para todas aquellas personas que todavía no han conseguido un vientre plano. Es la técnica más potente que existe, porque garantiza unos resultados espectaculares en muy poco tiempo.

Los hipopresivos son la única técnica que se adapta de forma perfecta e inteligente al funcionamiento de la estructura abdominal y plantea los ejercicios en función de este factor. Es el único sistema pensado específicamente para reducir el perímetro de la cintura y convertir la faja abdominal en una verdadera faja y el suelo pélvico en un auténtico suelo.

La clave radica en que, cuando conseguimos automatizar estos ejercicios, contribuimos directamente a aumentar el tono de reposo de nuestra faja abdominal, cuyas funciones son sujetar los órganos y las vísceras, además de dar estabilidad a la columna, y le damos la señal al cerebro para que nuestro abdomen se mantenga hacia adentro de manera natural.

Aquí es preciso destacar el papel fundamental de la respiración durante la ejecución de los ejercicios. La succión del abdomen hacia adentro que se produce cuando abrimos la caja torácica mientras aguantamos la respiración hace que la faja abdominal se acostumbre a realizar su función de sujeción, actuando como un corsé que se ciñe hacia adentro y hacia arriba estrechando nuestra cintura, cada vez con mayor potencia. Aumenta su tono muscular y se reduce la cintura. Lo mismo sucede con el suelo pélvico.

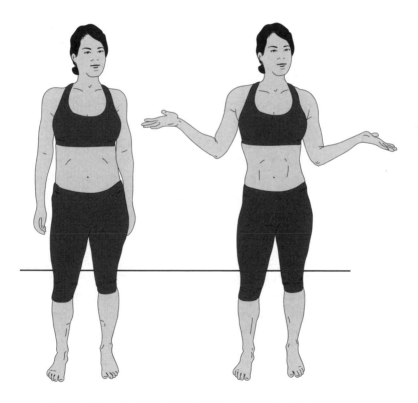

Figura 6.4. Antes y después, perímetro de la cintura.

Las investigaciones confirman que es posible conseguir una reducción de 2 a 10 cm en dos o tres meses, dependiendo de la persona, sin que exista ninguna otra técnica que consiga estos cambios tan espectaculares tan rápidamente.

Si mides el perímetro de tu cintura antes y después de una sesión podrás observar que ya hay pequeñas variaciones, pero a medida que vayas practicando los ejercicios con regularidad verás que los cambios que se producen son aún más evidentes. Te animo a que te midas el primer día antes de empezar y luego vuelvas a hacerlo tras ocho semanas practicando estos ejercicios. ¡Vas a alucinar!

Medirte te servirá tanto para constatar la diferencia como para evaluar si se están realizando correctamente los ejercicios, y en caso de que no fuera así te recomiendo que los hagas supervisado por un profesional especialista en la materia.

Es importante añadir que nuestra faja abdominal la forman un grupo de músculos denominados fásicos. Esto quiere decir que, por su naturaleza, tienden a atrofiarse si dejamos de ejercitarlos, por lo que perderán de nuevo su tono y recuperarán la flacidez, con lo cual es fácil que el abdomen vuelva a pronunciarse hacia afuera. Por ello insistimos en que la práctica de hipopresivos debe considerarse un hábito.

Pero lo más fascinante es que sus beneficios se extienden mucho más allá de la parte estética y tienen una repercusión importantísima para tu salud. Vamos primero a conocer todos estos beneficios y, a continuación, te explicaré qué tienes que hacer para empezar a practicarlos inmediatamente.

Figura estilizada y antienvejecimiento

La mejora de nuestra apariencia física gracias a las mejoras posturales es una consecuencia más que constata la validez y la importancia de los ejercicios hipopresivos.

Como ya hemos dicho, los hipopresivos tienen mucha repercusión en la mejora de nuestra postura. Ejecutar los ejercicios de forma adecuada y completa te permitirá reducir las curvaturas excesivas de la columna que producen una disminución de la altura. En efecto, hacer hipopresivos te puede hacer crecer unos centímetros.

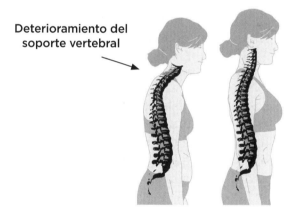

Figura 6.5. Encorvamiento.

Asociamos la vejez al deterioro general del organismo unido a ciertos cambios que se hacen visibles en el cuerpo de la persona. Estos cambios vienen determinados por la disminución de la altura que hemos comentado y por un mayor nivel de encorvamiento. El encorvamiento produce un aplastamiento en el abdomen que facilita que este salga hacia afuera. Se trata de la típica panza que decimos que «nos sale» cuando te haces mayor.

Lo cierto es que este encorvamiento se puede contrarrestar con la práctica de hipopresivos, que producirán un efecto de antienvejecimiento en la persona que los practica, al conseguir que el nivel de encorvamiento con el que asociamos a una persona desaparezca considerablemente y dé paso a una postura erguida y firme.

Además, la mejora de la capacidad y la calidad respiratoria que se consigue al introducir esta técnica en nuestros hábitos de vida repercute de manera positiva en la oxigenación de las células, que gozarán de una mayor salud y frenarán el envejecimiento prematuro.

Es por esto que los hipopresivos se convierten en el aliado perfecto para gozar de un mejor aspecto físico y te ayudan a mantenerte más joven y saludable.

Reeducación postural y dolor de espalda

Según las estadísticas, el 80% de la población mundial sufre algún tipo de dolencia o patología relacionada con la espalda en algún momento de su vida. El estilo de vida sedentario, el sobrepeso, las malas posturas, el tipo de actividad laboral, la predisposición genética y algunos factores relacionados con la edad son las principales causas de este tipo de dolencias.

En nuestro día a día nos vemos sometidos a la acción de la gravedad, que nos absorbe hacia el centro de la Tierra y nos comprime. La gravedad repercute también en la columna vertebral, que sufre una especie de «aplastamiento» a medida que disminuye el espacio entre vértebra y vértebra. Esto hace que aumenten nuestras curvaturas fisiológicas a lo largo del día, y que la columna sufra cada vez más presión. Este aumento de la presión intervertebral afecta directamente a la columna y produce dolores y molestias.

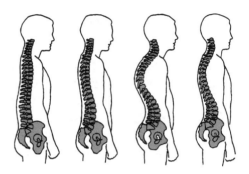

Figura 6.6. Alteraciones en la columna.

La única manera de frenar este proceso es entrenando nuestros músculos para conseguir un efecto antigravedad, es decir, obteniendo una postura erguida mediante un buen balance muscular, manteniendo un equilibrio adecuado entre musculatura tónica y fásica.

Debido a las fuerzas a las que estamos sometidos y a la naturaleza de nuestra estructura biomecánica sabemos que hay músculos que tienden a atrofiarse (fásicos) inhibiendo su función, y otros a acortarse (tónicos) produciendo una tensión excesiva y encorvamiento. Para los músculos tónicos deberemos realizar ejercicios que los estiren y faciliten su relajación, mientras que para los fásicos necesitaremos ejercicios que aumenten su tono y les devuelvan la funcionalidad.

Con la dinámica de los hipopresivos se produce un efecto de crecimiento que actúa contra la fuerza de la gravedad, consiguiéndose un estiramiento de la musculatura profunda que nos ayudará a abrir los espacios intervertebrales. Esto hace disminuir la presión, por lo que notaremos una liberación de la tensión en la espalda que hará desaparecer el dolor.

Además, estos ejercicios permiten activar la musculatura estática y erectora del tronco, que de no ser trabajada de forma específica tendería a atrofiarse y a producir el encorvamiento.

El entrenamiento con hipopresivos supone en sí mismo un entrenamiento postural que nos proporciona el equilibro que necesitamos en el balance muscular. El concepto de alineación de la columna es una constante que está presente en todas las variantes de sus ejercicios, en los que intervienen los principales músculos implicados en la postura.

En una sola sesión se puede verificar el crecimiento y podrás comprobar a simple vista cómo disminuye la curvatura. Puedes medirte antes y después de la sesión y comprobarás que te has estirado algún centímetro.

Mejora de la flexibilidad

Es lógico que la práctica de unos ejercicios posturales sostenidos como los hipopresivos proporcione mejoras en la flexibilidad. Recomendamos medir la flexibilidad, antes y después de una sesión de estos ejercicios, para verificar el espectacular aumento de la misma.

La manera de hacerlo es muy sencilla, basta con colocarse con los pies juntos, las rodillas extendidas, de pie o sentado, e intentar tocar el suelo o los pies, y verificar qué sucede después de 15 o 20 minutos practicando hipopresivos sin descanso.

Soluciona y previene la incontinencia urinaria

La incontinencia urinaria consiste en la pérdida involuntaria de orina y se produce mayoritariamente en mujeres y personas mayores.

En determinadas situaciones, como por ejemplo al estornudar, toser, reír, hacer algún esfuerzo, levantar peso o practicar actividad física con impacto, la persona es incapaz de retener la orina y se produce el escape. Esto supone un problema higiénico, social y psicológico en el día a día de la persona que lo sufre, que afecta su calidad de vida.

Esta disfunción se produce por varias causas, entre ellas un aumento de la presión de la vejiga sobre la uretra que empuja el periné hacia abajo, por un descenso de la vejiga y por una falta de contracción automática del suelo pélvico. El descenso de la vejiga sumado a la falta de contracción automática provoca un mal funcionamiento del mecanismo de contención, que no puede realizar su función de sujeción correctamente y aparecen las pérdidas.

Ya hemos visto que algunos ejercicios pueden ser contraproducentes en este aspecto, como los abdominales clásicos, que son la principal causa de la incontinencia urinaria de esfuerzo. En el caso del deporte femenino está demostrado que sufren más problemas de incontinencia las mujeres que practican alguno que las que no lo hacen, especialmente si el deporte conlleva mucho impacto o ejercitan mucho la musculatura abdominal (*spinning*, aeróbic, *step*, *running*...). En deportes con salto como el voleibol o el salto de trampolín llegan a padecer incontinencia 7 de cada 10 chicas jóvenes. Urge, por tanto, prevenir y los hipopresivos son el sistema perfecto para evitar crear esta sintomatología que esconde una patología. Si al acabar de entrenar o de competir las deportistas invirtieran sólo 10 minutos haciendo ejercicios hipopresivos, muy probablemente evitarían esta problemática que, con la edad y los embarazos, se agravará.

Otros factores que inciden en el problema de la incontinencia son, precisamente, el embarazo y la edad. En ambos casos se produce una pérdida de elasticidad y de tensión en el suelo pélvico, lo que hace caer la vejiga y la uretra, y que dejen de trabajar correctamente.

Para prevenir y curar los síntomas de la incontinencia será necesario ejercitar el suelo pélvico. Sabemos que una falta de activación en los medios de sujeción hace que estos pierdan capacidad para sostener y no puedan funcionar adecuadamente. Por eso, lo primero que hay que hacer es tomar consciencia de la acción muscular del suelo pélvico.

Los ejercicios hipopresivos son idóneos para conseguir una activación tónica del periné y de la faja abdominal. Con ellos conseguiremos solucionar el problema de la incontinencia de esfuerzo, previniendo sus síntomas de manera considerable y devolviéndole a la persona que los padece una mayor calidad de vida.

Previene hernias y prolapsos

Cuando hablamos de prolapsos nos referimos al descenso o caída de los órganos y vísceras a causa de una relajación de sus medios de fijación, lo que supone una salida del espacio o de la cavidad donde deberían estar.

Una hernia, ya sea discal, abdominal, inguinal o umbilical, se da cuando el tejido ha sido sometido a esfuerzos excesivos que no le han permitido aguantar la presión y lo han dañado, generando un agujero por donde se escapa en forma de protuberancia. Por ejemplo, lo que sucede en una hernia discal es que el núcleo sale del disco intervertebral.

En el caso de la incontinencia urinaria, a la que ya nos hemos referido, también se produce un prolapso pues la vejiga desciende relajándose y presionando hacia abajo el periné, lo cual facilita las pérdidas.

Otro ejemplo es cuando se produce un prolapso de la matriz, a causa del cual el útero cae y presiona sobre la vagina por culpa de un debilitamiento de la musculatura, ligamentos y otras estructuras que lo sostienen. Este tipo de pro-

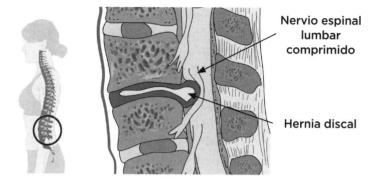

Figura 6.7. Hernia discal..

lapso es frecuente en mujeres que hayan tenido varios partos vaginales.

Con los hipopresivos conseguiremos que la faja abdominal y el suelo pélvico cumplan su función de subir y sujetar los órganos y vísceras de manera efectiva, lo que supone una buena manera de tratar y prevenir estos prolapsos.

Salud sexual

Además de los factores psicológicos que influyen en nuestra salud sexual, las principales causas mecánicas que producen disfunciones derivan de una mala calidad en el estado de la musculatura del suelo pélvico. Cuando estos músculos se atrofian no reciben el estímulo suficiente y disminuye la capacidad de sentir placer y llegar al orgasmo.

El orgasmo depende de que se produzcan contracciones suficientemente fuertes y rápidas en la musculatura pélvica y se consiga acumular suficiente sangre en la zona genital. Así que cuanto más tonificado e irrigado tengamos el suelo pélvico mejores orgasmos lograremos.

Cuando nos ejercitamos con hipopresivos estamos entrenando de manera efectiva el suelo pélvico. Como consecuencia de este entrenamiento se producirán cambios favorables en la capacidad para irrigar de sangre toda la zona y será más fácil de ser estimulada. Esto quiere decir que las paredes de la vagina estarán más vascularizadas, por lo que también mejorará el funcionamiento de las glándulas encargadas de fabricar el líquido lubricante, facilitando en consecuencia la excitación.

Además, aumentará la propiocepción y se será más consciente del grado de activación de la musculatura, lo cual nos permitirá tener un mayor control y aprender a manejar mejor nuestro suelo pélvico.

Está claro que la calidad de tus relaciones sexuales depende de varios factores, pero quizá el factor físico más importante es tener un suelo pélvico en buenas condiciones y para ello es fundamental ejercitarlo con hipopresivos.

Mejoras en el retorno circulatorio

A través del diafragma pasan los vasos sanguíneos, y entre ellos los que retornan los líquidos acumulados en las extremidades inferiores. El diafragma es el desatascador que succiona los líquidos y los impele para que no se acumulen en las piernas. Has visto maratonianas con poca grasa pero con celulitis y si no lo has visto te recomiendo que vayas a la meta de un maratón o un triatlón.

Podrás comprobar que, pese a tener un bajo porcentaje de grasa, tienen mal retorno circulatorio y no me refiero sólo al sanguíneo. Si les dices que se pongan los dedos por debajo de las costillas, procurando agarrarlas con los dedos, verás que les es imposible, les molesta. Tienen el diafragma hipertónico, nunca lo han estirado. La práctica de hipopresivos estira el diafragma, le devuelve el tono justo y evita estas hipertonías.

Si el diafragma está tenso no tiene movilidad, no hace su función de bomba aspirante y se acumulan líquidos en las extremidades inferiores. La observación de una amplia casuística nos ha permitido verificar que muchas mujeres reducen el perímetro de sus muslos y caderas al realizar estos ejercicios, pues logran que el diafragma se relaje, se mueva y sirva de bomba aspirante.

Si la persona es deportista y tiene el diafragma hipertónico, de modo que no se puede introducir la primera falange con facilidad debajo de las costillas, debe usar otros músculos para inspirar, músculos que gastan mucha más energía, los inspiradores de urgencia, serratos e intercostales externos. A causa de esto, se ve superada por otros deportistas debido al agotamiento muscular y respiratorio que sufre. La técnica de los hipopresivos es perfecta para evitar que el diafragma llegue a sufrir hipertonía y mantenga una óptima capacidad respiratoria.

Aumento de la autoestima y control del sistema emocional

La mejora postural que aporta la práctica de hipopresivos hace que la persona se vea y se sienta mejor, mejora la autoestima.

Si hay alguna parte de nuestro organismo donde colocamos las emociones es el diafragma. Todos hemos sentido un nudo en el estómago y precisamente la boca del estómago coincide con uno de los agujeros del diafragma.

La relajación del diafragma hace que la persona se tome las cosas de otra manera. Tiene los mismos problemas pero le importan muy poco. Los hipopresivos logran específicamente disminuir el tono excesivo del diafragma.

Rendimiento deportivo

Introducir ejercicios hipopresivos como parte de la preparación física de un deportista debería ser fundamental. Como podemos imaginar, son muchas las ventajas y los beneficios que le puede aportar al deportista su práctica.

Como sabemos, los hipopresivos mejoran el estado de nuestra faja abdominal, lo que nos lleva a una estabilidad superior y una mejora de la postura. Una mayor alineación y una postura correcta proporcionan al deportista más eficiencia biomecánica, permitiéndole repartir mejor las cargas y absorber los impactos derivados de su actividad. Además, le aporta una posición corporal más ergonómica, lo que conlleva una mayor eficiencia energética y, por lo tanto, un menor desgaste. Esto es de vital importancia para la vida del deportista ya que evitará todo tipo de lesiones y su vida deportiva será más saludable.

Por lo tanto, en la preparación de deportistas cuya actividad implique acciones de impacto como correr, saltar o levantar cargas, como en el caso del atletismo en todas sus disciplinas, el fútbol, el baloncesto, la halterofilia, etc., entrenar la musculatura profunda del abdomen es una necesidad básica, e introducir los hipopresivos supondrá un avance de mucha calidad en su planificación.

Otro aspecto en el que la práctica de hipopresivos puede ayudar a obtener un mayor rendimiento es el aumento de la capacidad cardiopulmonar. Los hipopresivos mejoran la funcionalidad del diafragma y lo hacen más elástico a la vez que optimizan la capacidad de los músculos implicados en la respiración. Esto es especialmente importante para los deportes de resistencia, como el atletismo, el ciclismo, o la natación, en los que el consumo de oxígeno y la buena gestión de la respiración juegan un papel fundamental.

Más calidad en nuestro programa de fitness

En el mundo del fitness determinadas prácticas pueden ser perjudiciales para la salud de nuestro abdomen si no tomamos medidas. Algunas actividades como el *running*, el *crossfit*, el aeróbic, *step*, cardiobox, etc. conllevan impacto para nuestras articulaciones y aumentan la presión abdominal, lo cual facilita los prolapsos, por lo que es necesario que el suelo pélvico y la faja abdominal nos ayuden a prevenirlos.

Es el caso, asimismo, del levantamiento de pesas o el culturismo. Todos nos hemos fijado alguna vez en el típico culturista con unos músculos enormes, con un abdominal muy fuerte y definido, pero abombado hacia afuera. Esto tiene muchas razones, una de las cuales es la toma de productos ergogénicos y otra es que estos deportistas realizan muchos ejercicios de flexión de tronco para hacer más grandes sus músculos abdominales, utilizando además cargas añadidas. Como ya hemos advertido, esta maniobra aumenta drásticamente la presión intraabdominal, de modo que pese a tener unos abdominales muy fuertes se desarrollan hacia afuera y quedan desproporcionadamente abultados.

La barriga del culturista se podría prevenir también con hipopresivos, que ayudarían a conseguir un aspecto estilizado como el de los culturistas de los ochenta, quienes, por cierto, practicaban una versión de los antiguos hipopresivos que denominaban abdominal *vacuum*. La técnica hipopresiva también les sería de gran ayuda para

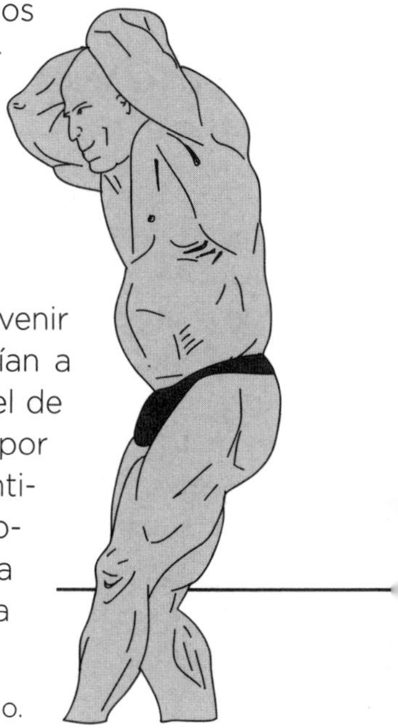

Figura 6.8. Distensión abdominal en culturismo.

prevenir patologías como las hernias abdominales o discales y prolapsos de todo tipo.

En las programaciones de los centros de fitness puedes encontrar infinidad de actividades con diferentes nombres que pretenden trabajar de múltiples maneras los abdominales. Como ya hemos dicho, estas actividades no están pensadas para reducir el perímetro de la cintura, sino más bien todo lo contrario, pudiendo resultar contraproducentes para nuestra salud abdominal si no hacemos un trabajo de prevención.

En definitiva, con los hipopresivos conocerás una nueva forma de estimular tu cuerpo que complementará cualquier actividad deportiva que hagas. Incorporar estos ejercicios de forma adecuada en tu rutina diaria te permitirá conseguir el objetivo que hasta ahora el mundo del fitness no ha conseguido, que es reducir el perímetro de la cintura, y te ayudará a que tu cuerpo esté mejor compensado y equilibrado.

Hipopresivos para la recuperación después del parto

Los hipopresivos son los ejercicios por excelencia para la recuperación de la mujer después del parto, a la vez que ayudan a solucionar muchos de los problemas derivados de todo el proceso del embarazo. Al ser un entrenamiento global de todo el cuerpo, en los ejercicios hipopresivos se integran simultáneamente el correcto y necesario entrenamiento abdominal, postural y del suelo pélvico, que son factores imprescindibles para la recuperación después del embarazo.

Conviene tener en cuenta que si el parto ha sido natural, sin intervención quirúrgica, y la mujer está familiarizada con los ejercicios hipopresivos puede hacer la parte postural e incluso alguna apnea desde el momento que el médico la autorice a hacer vida normal, comúnmente después de la cuarentena. Algunas fisioterapeutas, que conocen el valor de iniciar la recuperación cuanto antes mejor, empiezan el entrenamiento antes haciendo un seguimiento muy cercano de la evolución.

Hay que recordar que lo importante es la dosis, adaptarse a las necesidades y posibilidades. Es preciso reiterar que se trata de estar de pie, sentada o tumbada, en una posición muy elegante, y respirar. Se puede hacer o no la apnea.

Finalizada la cuarentena, lo apropiado es realizar los ejercicios hipopresivos dos veces por semana durante los dos primeros meses. Luego, ya podrás introducir en tu rutina diaria otras actividades que, junto a los hipopresivos, te ayudarán a recuperar una postura correcta, te proporcionarán una espalda fuerte y flexible, y complementarán el trabajo para tu salud abdominal.

Si ha habido una episiotomía o una cesárea, será el médico quien dirá cuándo puede hacer ejercicio físico la parturienta y los hipopresivos serán la primera actividad que podrá llevar a cabo.

A continuación hablaremos acerca de los grandes beneficios que la mujer puede obtener después del parto gracias a la práctica de los hipopresivos, que, sobre todo en estos casos, puede ser muy satisfactoria.

Reducir el dolor de espalda y corregir la postura

A lo largo del embarazo se van produciendo una serie de cambios anatómicos y fisiológicos en la mujer que derivan en desequilibrios posturales. El sustancial aumento del peso y la modificación del centro de gravedad generan una serie de adaptaciones que acentúan la lordosis cervical y dorsal, y afectan también a la curvatura lumbar, lo que provoca intensos dolores de espalda.

Con los hipopresivos, la mamá podrá recuperar su postura y la salud de su espalda, ya que estos ejercicios ayudan a fortalecer y fijar el tronco desarrollando una fuerte faja abdominal.

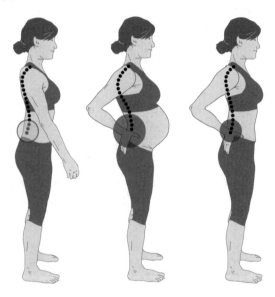

Figura 6.9. Cambios posturales durante el embarazo.

Diástasis

La diástasis es la separación de las paredes del recto abdominal, que producen una abertura de más de 2,5 cm en su parte central por un aumento brusco del volumen del abdomen. El embarazo es la principal causa de diástasis, al producirse una distensión de los tejidos para dar espacio al bebé.

Durante el embarazo se produce un gran cambio hormonal y aumenta la concentración de los niveles de estróge-

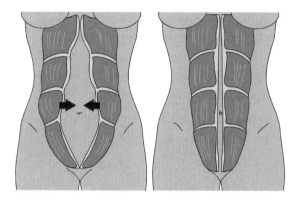

Figura 6.10. Diástasis abdominal.

nos y progesterona. Esto altera la composición del colágeno, que debilita el tejido que une los abdominales. Se trata de una respuesta fisiológica natural del cuerpo para que el abdomen de la mujer se pueda deformar lo suficiente y adaptarse a todos los cambios que se producen con el crecimiento del bebé.

Tras el embarazo, la musculatura debería volver a su estado normal, pero a veces esto no ocurre. Esto puede ser debido a un parto complicado, o bien a casos de cesáreas o embarazos múltiples en los que se haya podido lesionar el tejido. Otros motivos pueden ser la falta de tono abdominal, la baja forma física de la madre o la mala práctica de actividad física.

Como consecuencia de la diástasis se producen algunos efectos estéticos no deseados en el abdomen, que mostrará una apariencia de mayor flacidez y abultamiento. Pero esta alteración afecta también a la salud. Al producirse una falta de tono en la musculatura profunda del abdomen se altera también el suelo pélvico, la colocación de las vísceras y, a su vez, la postura. Esto da lugar a problemas digestivos y dolencias lumbares.

Para evitar que el problema se agrave debemos minimizar los esfuerzos bruscos que generen presión en el abdomen, como por ejemplo levantar pesos, flexiones y rotaciones del tronco, o algunas posiciones que lo estiren en exceso. Por eso habrá que vigilar con los ejercicios abdominales convencionales y algunas posturas de yoga.

Recomiendo la gimnasia abdominal hipopresiva como la técnica más efectiva para reducir la diástasis y facilitar que se vuelvan a unir los rectos.

Recolocación visceral

Después de sufrir toda una serie de cambios anatómicos en el cuerpo y soportar una situación de alta presión intraabdominal durante el embarazo, a lo que hay que sumar al esfuerzo que supone el mismo parto, la posición de los órganos y las vísceras de la cavidad abdominal de la mujer se ve modificada, experimentando un descenso en forma de prolapso.

El trabajo de aspiración diafragmática que se consigue con la práctica de la gimnasia hipopresiva facilita que todo vuelva a ascender y que los órganos y las vísceras se recoloquen. Por lo tanto, será imprescindible realizar estos ejercicios para que los órganos de la cavidad abdominal vuelvan a funcionar correctamente.

Mejora del tránsito intestinal

Siguiendo la línea planteada en el punto anterior, otro de los grandes problemas que sufre la mujer después del parto es el estreñimiento. Para paliarlo lo ideal es combinar unas buenas pautas nutricionales con la práctica regular de ejercicio físico.

En este caso, la aportación de los hipopresivos también es excelente, ya que con ellos se relaja y se eleva el diafragma, con lo cual los intestinos no sufren la presión que producía en ellos un diafragma bajo, recuperan su motilidad, es decir, el movimiento que hace que se muevan las heces fecales y se movilicen las vísceras y, a los pocos días de práctica, se reduce la presión intraabdominal. Este efecto le sirve al cuerpo de automasaje intestinal, facilitando el tránsito y consiguiendo así mejorar la situación de estreñimiento ya desde el primer día.

Recuperación del suelo pélvico y disminución de los síntomas de incontinencia urinaria

El peso del bebé en el abdomen de la madre empuja hacia abajo la vejiga y el útero debilitando la musculatura del suelo pélvico. Los tejidos se distienden y se atrofian, perdiéndose el control de su activación. Por eso, después del parto, es habitual que la madre tenga dificultades para retener la orina y que al toser, estornudar o al hacer algún esfuerzo se tenga algún pequeño escape.

Para que esto no ocurra, será fundamental recuperar el tono del periné y el control del suelo pélvico cuanto antes. De lo contrario, este se continuará debilitando agravándose la situación y pudiendo dar lugar a problemas más graves.

Uno de los principales beneficios de la gimnasia abdominal hipopresiva es que, al incidir directamente en la musculatura del suelo pélvico, soluciona el problema de incontinencia urinaria de esfuerzo en el 95% de los casos, lo cual facilitará a la mujer poder volver a hacer vida normal.

Además, este efecto en la mejora del suelo pélvico servirá también para que la mujer recupere una vida sexual satisfactoria.

Mejora de la circulación

Debido a los cambios hormonales que se producen durante el embarazo, el aumento del tono del diafragma por el uso excesivo durante el parto y por el peso excesivo que se debe soportar empeora la circulación sanguínea, alterándose incluso la tensión arterial.

Debido a esta mala vascularización, es normal que las mujeres embarazadas se hinchen y que aparezcan varices, sobre todo en las piernas, en las que se nota una especie de entumecimiento.

Gracias al trabajo respiratorio propio de la gimnasia abdominal hipopresiva, se consigue una mayor oxigenación en todos los tejidos que facilitan el retorno venoso que ayudará a la madre a recuperar el sistema cardiovascular de una manera saludable.

Depresión posparto

Por último, no debe olvidarse que después de todos los cambios experimentados por su cuerpo en tan poco tiempo y debido a toda la revolución hormonal por la que ha tenido que pasar durante el embarazo, factores a los que se suma la nueva situación a la que se enfrenta, pueden darse casos en los que la mujer entre en una fase depresiva.

Se trata de un proceso vital en el que se dan situaciones emocionales muy intensas. Además, después de tanto tiempo sin hacer ejercicio, la mujer está en baja forma y se puede encontrar desmotivada, haciéndosele muy cuesta arriba empezar a entrenar de nuevo.

Una de las mejores maneras de prevenirlo es que la parturienta se mantenga activa y siga cuidándose, por lo que será fundamental empezar a segregar endorfinas con el ejercicio, que le proporcionarán una mayor sensación de bienestar y le permitirán recuperar la confianza en sí misma.

Pero, como hemos dicho, no se puede empezar a hacer ejercicio de cualquier manera. Los médicos recomiendan no realizar ninguna actividad física hasta después de la cuarentena, y hasta pasados seis meses del parto está contraindicado realizar ejercicio físico intenso. En cambio, con los hipopresivos podrás empezar a ejercitar tu cuerpo un poco antes, a partir de los dos meses o incluso antes si lo haces con una fisioterapeuta especializada, que valorará la situación y los grandes beneficios sobre las principales áreas a recuperar en el cuerpo de la mujer.

Hipopresivos para hombres

Evidentemente, los beneficios generales de la práctica de gimnasia hipopresiva que ya conocemos son también aplicables al sexo masculino. En su caso, gracias a una masa muscular más potente y desarrollada, se consigue que los efectos sean aún más rápidos y espectaculares visualmente en el aspecto del abdomen. Por su biología, el hombre sufre menos procesos hormonales que la mujer y, gracias a la testosterona, los resultados son más rápidos en lo que respecta a la ganancia de tono.

El principal problema del hombre en este aspecto es que a partir de los 50 también es propenso a sufrir incontinencia urinaria. A partir de esta edad, la próstata sufre un engrosamiento que presiona la uretra y puede provocar dicho efecto.

Tener un suelo pélvico tonificado será la clave fundamental para prevenir esta disfunción, por lo que los hipopresivos facilitarán al hombre vivir de manera más saludable y satisfactoria.

De todas formas, sea cual sea la edad del hombre, es muy importante que este tenga consciencia de su suelo pélvico. Mantener una buena irrigación sanguínea en el periné enriquecerá asimismo la calidad de su vida sexual, pues gracias al aumento de los niveles de vascularización en esta zona podrá obtener erecciones más potentes y duraderas.

Y no podemos olvidar que los hipopresvios ayudan a obtener una faja abdominal más tonificada, gracias a la cual se consigue salvaguardar la espalda y estabilizar la columna. Esto sirve para amortiguar todos los impactos a los que se ve sometido nuestro cuerpo, por lo que este sistema es excelente para prevenir hernias por esfuerzos excesivos y para aliviarlas si ya se tienen, suavizando las adherencias entre tejidos por la disminución de las presiones y la descongestión y las queloides, así como las costras internas por el aumento de riego sanguíneo.

Este aspecto afecta mucho más a los hombres deportistas, sometidos a niveles de esfuerzo más altos y situaciones de impacto más bruscas, que sin la práctica de los hipopresivos se lesionarían más fácilmente. Además, vale la pena mencionar también que gracias a la mejor oxigenación de la sangre aumenta el rendimiento deportivo.

Por otra parte, en el caso concreto del ciclismo, los urólogos están detectando, no sin cierta sorpresa, la proliferación de dos problemas en los hombres que practican este deporte en cualquiera de sus modalidades. Uno de ellos es una incidencia de aumentos de tamaño de próstata en hombres relativamente jóvenes, entre 35 y 50 años, que presentan próstatas de personas de 80 años. Se cree que las presiones repetitivas en el suelo pélvico inciden negativamente en la próstata y esta aumenta de tamaño. Según los urólogos, finalizar los entrenamientos con ejercicios de baja presión con descongestiones, con la práctica de 10 minutos de hipopresivos, muy probablemente evitaría esta problemática.

Otro caso muy frecuente en ciclistas es el síntoma de atrapamiento del nervio pudendo, que es el que inerva el pene. Los golpes repetitivos y las presiones hacen que se quede atrapado y el hombre no logra la erección o le cuesta mucho. De nuevo, si después de los entrenamientos y de las competiciones se hicieran 10 minutos de descongestiones y descompresiones, el nervio pudendo lo agradecería... y la pareja del ciclista también.

7

Aprende la técnica hipopresiva

Dominar los hipopresivos no es sencillo. A simple vista puede parecer que hacer un hipopresivo es lo mismo que «meter barriga y ya está», pero lo cierto es que va mucho más allá de eso. Para que sean efectivos, se necesita un alto nivel de consciencia corporal para coordinar la respiración y la postura, y conseguir implicar a todos los grupos musculares necesarios.

Por lo tanto, será importante sentar las bases que te permitan hacer bien estos ejercicios y que puedas evolucionar correctamente consiguiendo los efectos deseados. Para ello, deberemos tener en cuenta cómo funciona la respiración en estos ejercicios y las premisas posturales básicas para poder realizarlos.

La respiración

La respiración es una de las partes fundamentales que caracterizan la dinámica del propio método. Es lo primero que debes dominar para que los ejercicios sean eficaces.

En este apartado te explicaremos cómo se entrenan específicamente los ciclos respiratorios y te daremos algunos consejos que te ayudarán a realizarlos satisfactoriamente.

Fases de los ciclos respiratorios

Para completar adecuadamente un ejercicio hipopresivo debemos tener en cuenta la manera en que se divide el proceso respiratorio y entender cómo funciona cada una de estas fases por separado.

1) Inspiración

Coge aire por la nariz aproximadamente durante 2", provocando la apertura de la caja torácica. Tienes que notar cómo se abren las costillas y se eleva el tórax sin perder la postura, sin elevar los hombros ni mover la cabeza.

2) Espiración

Vaciamos el aire por la boca, que estará un poco abierta. Lo hacemos de forma relajada, sin tensar el abdomen. Notamos que las costillas se vuelven a cerrar. La espiración debe durar el doble que la inspiración, aproximadamente 4".

3) Apnea

Es el momento clave del ejercicio y determina que el hipopresivo salga bien. En la tercera repetición del ciclo respiratorio, una vez hayas vaciado todo el aire de los pulmones, debes realizar la misma acción que efectuabas al inspirar, abriendo las costillas todo lo que puedas, pero esta vez sin coger nada de aire, es decir, quedándote en apnea.

Sentirás automáticamente que se produce una succión del abdomen hacia adentro y notarás que se marcan las costillas. Esta es la acción refleja que queremos generar gracias a la función del diafragma en esta situación de baja presión, en la que se produce un efecto como de «envasado al vacío».

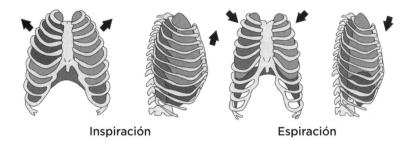

Inspiración	Espiración

Figura 7.1. Inspiración y apertura costal. Espiración y cierre costal.

Consejo. Al principio puedes empezar manteniéndote en apnea durante unos 5" o 6", aproximadamente. A medida que vayas cogiendo práctica notarás que tu capacidad pulmonar irá mejorando y podrás quedarte sin respirar durante más tiempo. En un par de semanas ya podrás hacer apneas de 10". Sin pretender ser los campeones del mundo en apnea, te recomendamos que vayas añadiendo tiempo progresivamente, pues cuanto más tiempo aguantes más estarás trabajando el tono de tu faja abdominal.

En resumen, se trata de realizar tres veces seguidas los ciclos respiratorios, manteniendo un ritmo de 2" en la inspiración más 4" en la espiración, añadiendo una apnea al final del ciclo y manteniéndola durante unos 10". Digamos que, las dos primeras repeticiones son de aproximación y en la tercera, una vez soltado todo el aire, tiene lugar la apnea, que es cuando se realiza el hipopresivo.

Este proceso debe hacerse de forma rítmica tres veces por ejercicio, sin descanso entre ciclo y ciclo. Una vez hayamos terminado las tres repeticiones por ejercicio, procederemos inmediatamente a preparar la siguiente postura.

Para entender mejor cómo funcionan el ritmo y la dinámica de los hipopresivos, podríamos utilizar la siguiente fórmula:

Ejercicio = (Inspirar 2"+ Espirar 4") x 3 + Apnea 10") x 3

Ciclo respiratorio

La postura

En esta técnica se utilizan una serie de pautas posturales que sirven de base para cualquiera de los ejercicios. Aquí te enseño las premisas posturales que debes tener en cuenta para que el cuerpo pueda estar más tensado y que la cavidad abdominal se libere de la presión. Se trata de integrarlas para aprovechar al máximo la eficacia en cada una de las posiciones corporales con que se trabaja.

Es aconsejable que para hacer los ejercicios te sitúes frente a un espejo, y así podrás verificar que los realizas correctamente teniendo en cuenta todas estas premisas posturales, pudiendo rectificar si es necesario.

Al principio deberás prestar mucha atención y tendrás la sensación de que tienes que estar pendiente de muchas cosas a la vez. ¡No desfallezcas! A medida que vayas automatizando estos conceptos tu autoconsciencia corporal mejorará, y te será más fácil realizar los ejercicios de forma coordinada y prácticamente sin pensar en la postura.

Estas pautas posturales se explican a partir del ejercicio básico en la posición de pie y, luego, se aplicarán a los demás ejercicios.

Pies paralelos. Coloca los pies paralelos, separados aproximadamente un palmo y con las puntas hacia adelante. Esta parte es importante, ya que se trata de la base de sustentación.

Flexiona las rodillas. Flexiónalas ligeramente y notarás que el cuádriceps se activa un poco. Tensa un poco los glúteos, corrige si tienes mucha curva lumbar y quédate con una curvatura armónica, fisiológica.

Alineación. Buscarás la máxima alineación corporal posible, por lo que la cabeza y el tronco tienen que seguir una línea desde la parte del occipital hasta el
sacro que debe prolongarse hasta el talón del pie.
Los hombros han de mantenerse abajo y alineados
también con el resto de la columna. Se trata de reducir el exceso en las curvaturas y mantener la armonía
en las curvaturas fisiológicas naturales.

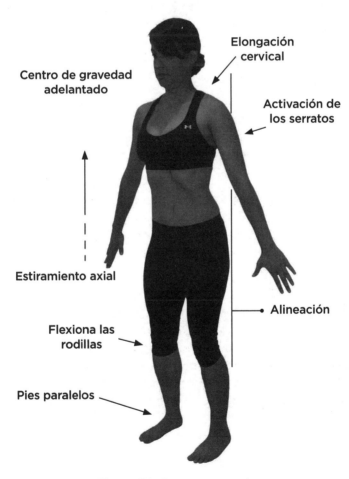

Figura 7.2. Pautas posturales.

Estiramiento axial. Mantén una posición de estiramiento con el tronco, como si quisieras crecer. Imagina que tu cabeza quiere salir del cuerpo empujando hacia arriba, en contra de la gravedad. De esta manera activarás toda la musculatura erectora del tronco y del cuello.

Activación de los serratos. Estos músculos están implicados en la respiración y estabilizan el tronco y la cintura escapular. Coloca los brazos bien extendidos, ligeramente abiertos al lado de la cadera, con las palmas de la mano hacia atrás. La acción de los serratos, coordinada con la de redondos, dorsal y otros músculos, te permitirá una mayor apertura costal.

Elongación cervical. Empuja hacia atrás con la cabeza, escondiendo el mentón hacia dentro, como si quisieras juntarlo con el cuello, a la vez que mantienes la acción de crecer. Esto te servirá para reducir la hiperlordosis cervical.

Centro de gravedad adelantado. Inclina el cuerpo hacia adelante, con las rodillas ligeramente flexionadas, hasta que notes que se activan los dedos de los pies. Evita ponerlos en garra.

Consejo. ¡Recuerda y piensa en tensar la vela! Imagina que tu cuerpo es la vela de un barco, que necesita ser tensada desde los mástiles para que se abra bien y actúe con el viento. Mantén la acción de elongarte y de crecer, estira bien los dedos de las manos hacia el suelo y abre todo lo que puedas la caja torácica durante toda la sesión.

Los ejercicios

Antes de empezar con las diferentes posiciones, al principio te recomiendo que trabajes un poco la flexibilidad del diafragma y de la caja torácica. Te servirá para hacer un recordatorio de lo que tienen que hacer tus costillas y te permitirá prepararte mejor para los ejercicios. Te propongo este ejercicio respiratorio previo.

Ejercicio 6: Propiocepción costal

1) Primero coloca las manos agarrando tus costillas. Inspira fuertemente llevando el aire hacia los lados y abre las costillas lateralmente. Observa que las manos van hacia afuera.

2) Ahora espira de manera relajada y notarás que las costillas se ciñen y vuelven con tus manos hacia adentro por si solas.

3) Haz una segunda espiración, ahora un poco más fuerte, e intenta abrir un poco más. Relaja en la espiración.

4) Repítelo varias veces hasta que notes que las costillas se expanden al máximo.

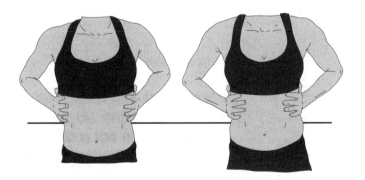

Figura 7.3. Ejercicio de propiocepción costal.

A continuación te muestro la secuencia básica que debes aprender. Todos estos ejercicios forman parte del concepto avanzado de Low Pressure Fitness, que incorpora notables mejoras a los clásicos ejercicios hipopresivos conocidos hasta ahora.

Los ejercicios deben realizarse seguidos, manteniendo los ciclos respiratorios, enlazando una postura con otra, sin descansar en ningún momento para que no pierdan efectividad. El orden de los ejercicios está planteado para facilitar la transferencia de una posición a otra y que puedas hacerlo todo de una vez.

¿Empezamos?

1) Venus (con brazos extendidos)

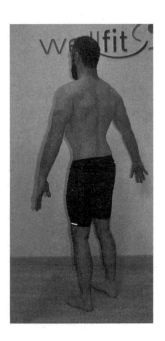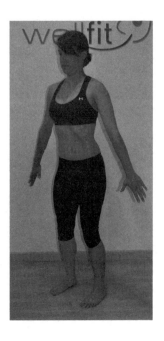

Esta es la posición inicial, la misma que te hemos indicado al explicar las premisas posturales. Es la que te sirve de base para realizar todas las demás. Recordemos cómo era de forma ampliada para darte más detalle.

Coloca los pies separados un palmo, mirando hacia adelante. Flexiona ligeramente las rodillas y notarás que el cuádriceps se activa un poco.

Mantén la alineación del tronco. Ahora extiende los brazos un poco abiertos al lado de la cadera, con los dedos de las manos bien estirados, como si quisieras tocar el suelo.

Asegúrate de que se activa toda la musculatura de la espalda y los hombros, y de que las escapulas no sobresalen. Abre bien la espalda.

Estira el cuello, metiendo el mentón hacia dentro a la vez que intentas crecer empujando con la cabeza hacia arriba. Reduce al máximo la curvatura cervical.

Ahora, empieza respirar. Son 2" de inspiración y 4" de espiración. Repítelo dos veces seguidas y la tercera abre las costillas imitando la acción de respirar, pero sin coger aire. ¡Magia! El vientre entra solo.

Siente la succión y la apertura costal y pregúntate a ti mismo: ¿Puedo abrir las costillas un poco más?

Pruébalo aguantando la postura e intentando mantener la vela lo más tensada posible.

Repítelo tres veces y la tercera, después de la apnea, vuelve a inspirar 2" y aprovecha los 4" de espiración para cambiar a la siguiente postura.

2) Atenea

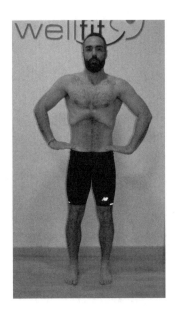 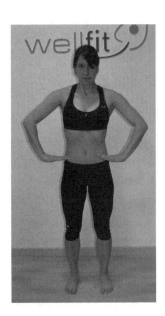

Sigue con la respiración y coloca las manos como si estuvieran encima de una mesa alta, con los codos ligeramente flexionados y abriéndolos hacia afuera, para tensar más la vela.

Haz los ciclos respiratorios e intenta aguantar un poco más que antes en las apneas y abrir un poco más la caja torácica.

Una vez hayas completado los tres ciclos, haz como antes y aprovecha los 4" de la última espiración para pasar a la siguiente postura.

3) Atenea con brazos en posición media

Manteniendo el mismo grado de flexión en los codos, levanta los brazos como si fueras a apoyar las manos en la pared delante de los hombros.

En esta posición sigue haciendo lo mismo que hacías hasta ahora con la respiración.

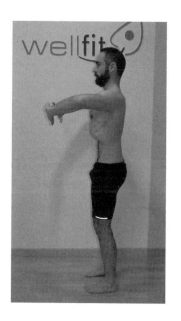 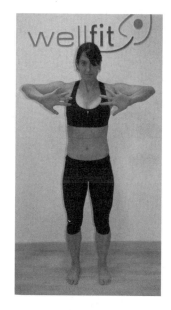

4) Artemisa

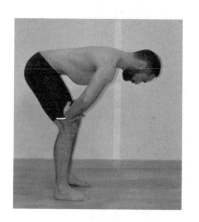 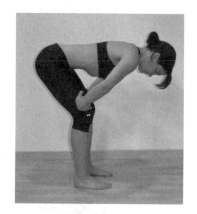

Ahora flexiona el tronco ligeramente hacia adelante, como si fuera una tabla, y apoya las manos en los muslos, en la parte media alta, por encima de las rodillas. Sigues con los codos abiertos y las manos en flexión con los dedos bien estirados.

¡Importante! Mantén la espalda bien alineada, estírala como si quisieras crecer, como si quisieras salir con la cabeza hacia adelante. Evita que se curve y procura que se vean las curvas que se observaban cuando estabas de pie

De reojo, mírate las rodillas y empuja con la cabeza hacia adelante potenciando tanto como puedas el estiramiento.

Haz los ciclos respiratorios pertinentes.

5) Gaia (en cuadrupedia)

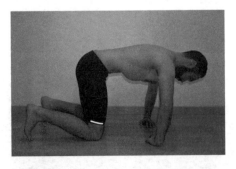

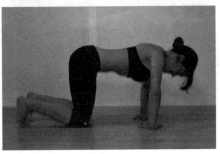

Desde la posición anterior, baja las rodillas al suelo y haz lo mismo con las manos poniéndolas enfrente de los hombros, con los dedos bien estirados mirando hacia dentro.

Los codos deben estar bien abiertos, como ya sabes, para tensar más la vela.

Las rodillas deben estar separadas enfrente de la cadera y los pies flexionados apoyando los metatarsos en el suelo.

Haz los ciclos respiratorios y en las apneas trata de adelantar un poco el centro de gravedad ¡Notarás que hay más activación!

6) Hestia (con brazos en posición baja)

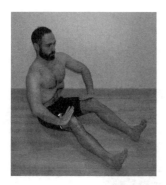
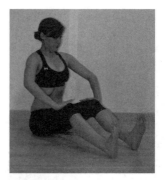
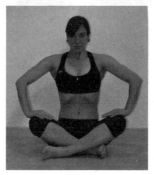

Ahora tienes que intentar pasar de la posición de rodillas a sentado de la forma más armónica posible y sin perder el crecimiento, que debes mantener durante toda la sesión.

En esta posición tienes dos opciones, o bien mantienes las piernas cruzadas o, más fácil, estiradas hacia adelante con las rodillas un poco flexionadas. Según la dificultad que tengas para mantenerte erguido, elige una u otra opción. Y si aun así tienes dificultades, puedes ponerte un cojín o un alza debajo que te permita hacer bien el ejercicio.

Procura que, en visión lateral, las curvas de la columna sean elegantes y las mismas que cuando estás de pie.

7) Deméter (tumbado/a boca arriba)

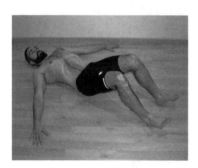 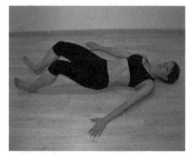

¡Ya casi estás! En esta última posición, apoya el codo y luego una pierna para tumbarte boca arriba.

Estira bien los brazos al lado de la cadera, como en la primera postura de pie que has aprendido antes.

Imagínate que tienes una pared por encima de la cabeza y que la empujas hacia atrás. Haz lo mismo con los pies, que están en flexión apuntando con los dedos hacia el techo, es decir, procura empujar una pared imaginaria con ellos.

Mírate de reojo el ombligo, escondiendo el mentón a la vez que empujas con la cabeza hacia atrás, como si quisieras sacarla de tu cuerpo.

Asegúrate también de que la curvatura lumbar no sea excesiva, flexionando un poco las rodillas y manteniendo los pies en flexión apoyados sobre los talones.

Disfruta de estas últimas respiraciones y expláyate todo lo que quieras en las apneas.

Una vez terminada esta secuencia, ya puedes levantarte y seguir con tu actividad diaria. Si la realizas al pie de la letra, puedes completarla en tan sólo 10', de modo que te será fácil integrarla en tu rutina diaria. Practicando únicamente los ejercicios descritos ya notarás grandes beneficios, pero, si lo prefieres y tienes tiempo, puedes permitirte planificar entrenamientos más completos combinándolos con otras actividades.

Para lograr los efectos deseados debes realizar estos ejercicios un mínimo de dos veces por semana. Necesitarás un período de al menos ocho semanas para que se produzcan las primeras adaptaciones visibles. A partir de aquí, deberás consolidarlos como un hábito de vida.

Realizar esta secuencia de ejercicios te permitirá introducirte en el mundo hipopresivo y te reportará grandes resultados. Si quieres seguir evolucionando, ya te avanzo que existen múltiples progresiones con más ejercicios y niveles más avanzados.

Consejo. Cuando hagas las apneas abre bien las costillas y pregúntate, ¿puedo abrirlas un poco más? Si lo consigues, podrás tensar un poco más la vela y conseguirás que la succión del abdomen sea más potente. Asegúrate siempre de mantener la postura de manera adecuada.

Dificultades a la hora de realizar los ejercicios

1) Exceso de tensión intraabdominal

Al practicar los hipopresivos nos podemos encontrar con algunas dificultades y/o limitaciones mecánicas que nos impidan realizarlos satisfactoriamente. A veces, un nivel de presión intraabdominal muy elevado o simplemente un exceso de tensión en la musculatura producen mucha rigidez en las paredes del abdomen. Notaremos que nos costará abrir las costillas y que no conseguimos el efecto de succión del abdomen que buscamos.

Antes de empezar los ejercicios, te recomendamos que evalúes cómo está tu abdomen y lo prepares para alcanzar el estado idóneo. Para eliminar la rigidez, prueba con este tipo de automasaje diafragmático.

Ejercicio 7: Automasaje diafragmático

Túmbate boca arriba con las rodillas flexionadas y los pies en contacto con el suelo.

Coloca los dedos introduciéndolos en el abdomen y agarrándote las costillas, como si quisieras tirar de ellas hacia arriba. Mantén una respiración constante y relajada.

Masajea la zona de forma suave hasta que se vaya relajando. Puede que al principio sientas molestias, pero a medida que la fascia se vaya relajando comprobarás que es mucho más fácil y te resultará placentero.

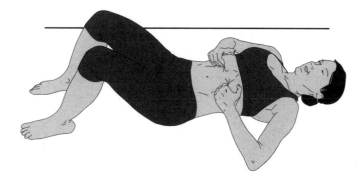

Figura 7.4. Automasaje diafragmático.

Hacerte este automasaje te servirá también para identificar el grado de tensión que hay en el diafragma y determinar cuál es tu nivel.

Grado 0: puedes introducir los dedos sin ningún tipo de resistencia y dolor.

Grado 1: puedes introducir los dedos pero notas un poco de molestia.

Grado 2: no puedes introducir tanto los dedos y al inspirar los expulsas claramente.

Grado 3: no puedes introducir los dedos.

A medida que vayas haciendo los ejercicios, notarás que en muy poco tiempo pasarás de grado 3 a grado 1, lo que significará que habrás eliminado la tensión excesiva y que tu diafragma funciona formidablemente.

2) Mala coordinación respiratoria

Al principio es muy habitual no ser capaz de controlar que no entre nada de aire al hacer el cambio de la espiración a la apnea. Se produce una acción casi involuntaria a causa de la cual haces una pequeña inspiración y no consigues bloquear las vías respiratorias del todo. Aunque el aire que pueda entrar sea muy poco, es suficiente para que no se produzca el efecto de succión deseado, por lo que deberemos prestar especial atención a este fenómeno.

Lo cierto es que se puede controlar. Si pese a ser consciente de este problema no consigues evitarlo, prueba el siguiente truco.

Ejercicio 8: Tápate la nariz

Tápate la nariz con la mano justo después de soplar todo el aire por la boca. Insistimos en la importancia que tiene que en esta última espiración saques absolutamente todo el aire que te quede para conseguir que haya el mínimo de presión atmosférica posible y se produzca la succión como es debido: los pulmones deben vaciarse por completo. Este pequeño truco te servirá de entrenamiento para coordinar los ciclos respiratorios y al final te saldrá automático.

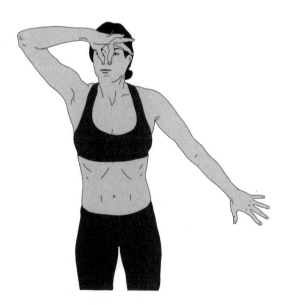

Figura 7.4. Hipopresivo tapándose la nariz en la apnea.

3) Dificultades para mantener la postura

El trabajo para corregir la postura requiere la implicación de algunos grupos musculares que no estamos acostumbrados a utilizar. Además, cuando empezamos suele ser difícil tener una buena autoconsciencia de nuestro cuerpo y saber a ciencia cierta que estamos colocados en la posición adecuada sin que nadie nos corrija desde fuera.

En estos casos, recomiendo que al principio se adapten un poco los ejercicios, apoyando toda la espalda en la pared o en una silla, asegurándote de que toda tu columna está pegada a la misma y que no hay ninguna curvatura excepto la cervical. Se puede hacer de pie flexionando un poco las rodillas y basculando la pelvis de manera que se elimine la curvatura lumbar, o bien hacer lo mismo sentado. A la vez realizarás la acción de estiramiento, como si quisieras crecer, y añadirás la elongación cervical.

El contacto total con la pared te permitirá comprobar que tu columna está completamente alineada desde el sacro hasta el occipital. Esta puede ser una buena manera de conseguir un buen feedback kinestésico con tu postura, ya que recordarás más fácilmente cómo tienes que situarte y recolocar tu cuerpo cuando tengas que hacer los ejercicios sin la pared.

Recomendaciones previas a tener en cuenta antes de realizar hipopresivos

A la hora de programar nuestros ejercicios hipopresivos, recomiendo tener en cuenta una serie de consideraciones básicas. Lo primero que te diría es que se van a remover todos tus órganos y vísceras, y que, asimismo, vas a alterar el funcionamiento del sistema nervioso, por lo que te conviene tomar una serie de precauciones en algunos aspectos:

1) No realices estos ejercicios justo después de comer. Como es lógico, remover la musculatura profunda del abdomen y llevar tanta cantidad de sangre a toda esta zona no es la mejor idea teniendo la barriga llena. Deja que tu cuerpo haga bien todo el proceso de la digestión y no te pongas con los ejercicios hasta pasadas 3 horas desde la última comida.

2) Ve al baño antes de empezar. Es importante hacer los ejercicios con la vejiga vacía y relajada. Piensa que en cada hipopresivo tu faja abdominal tirará de la vejiga hacia arriba y notarás que activas muchísimo este órgano.

3) Haz los ejercicios por la mañana, es mucho mejor que por la noche. Al ejercitarte con hipopresivos activarás todo el sistema nervioso. Durante las apneas, tu organismo se pondrá en estado de alerta y eso te situará en unos niveles muy altos de energía. Por eso no recomendamos hacer estos ejercicios por la noche, ni mucho menos antes de irte a dormir, ya que pueden alterar el sueño y te puede costar conciliarlo. En cambio, si los practicas a primera hora te ayudarán a activarte mejor y a llevar el día con más energía.

Precauciones

Además de estas consideraciones básicas, también debes tener en cuenta aquellos casos –muy pocos– en que hay que tener un especial cuidado a la hora de ejercitarse con hipopresivos.

Hipertensión arterial

La gimnasia abdominal hipopresiva genera en sí misma un aumento de la presión arterial, por lo que en un principio estaría contraindicada para hipertensos. El tipo de respiración que se realiza en estos ejercicios podría producir algún problema en este tipo de pacientes, de modo que, a no ser que se cuente con un especialista que pueda controlar y medir la tensión antes y después de los ejercicios asegurándose de que no se produce ninguna alteración, les recomendaría evitarlos.

En este caso, se podrían realizar los ejercicios exactamente igual pero reduciendo el tiempo en la fase de apnea, de manera que se tenga un mayor control de la respiración. Así se mantendrían los beneficios posturales y respiratorios sin perjudicar al hipertenso.

Embarazadas

Aunque la técnica hipopresiva será la mejor opción para rehabilitar el abdomen de la mujer después del parto, realizar estos ejercicios durante el embarazo no es recomendable. Sin embargo, se pueden realizar suprimiendo la apnea y centrando toda la atención en la parte de la postura, que tantos beneficios puede aportarle a la embarazada.

Durante el período de la menstruación

La menstruación provoca congestión y pesadez, mientras que con los hipopresivos se consigue todo lo contrario, provocar descongestión. Realizar unos días antes de la menstruación este tipo de ejercicios ayudará a reducir los síntomas del síndrome premenstrual tan frecuentes en la mujer.

Consejo. Sé constante y ten un buen hábito. Si consigues practicar los hipopresivos dos veces por semana ya podrás notar los beneficios de una forma bastante satisfactoria.

8 El reto: vientre plano en 1 mes con hipopresivos

Ahora ya sabes hacer hipopresivos. Si ya dominas bien la técnica pero quieres ir más rápido y multiplicar sus efectos, te propongo un reto en tan sólo cinco pasos:

1) Hazte una foto de pie, relajado, con los brazos al lado del cuerpo. Procura que sea de cuerpo completo y con un bañador o un pantalón corto. Mejor aún si te haces una de frente y otra de perfil. Si puede ser, utiliza un fondo blanco para que se aprecien mejor los detalles.

2) Mídete la cintura por el ombligo y anota la medida en un papel.

3) Ahora te propongo que durante cuatro semanas hagas esta secuencia de siete ejercicios hipopresivos que hemos visto, y que la hagas todos los días, de lunes a domingo, 10' por lo mañana, sin saltarte ni un solo día. Si hace falta, vuelve a releer las pautas posturales y respiratorias para asegurarte de que ejecutas bien la técnica de los ejercicios. Hacerlo bien es fundamental para conseguir el reto.

4) El último día, vuelve a hacerte las fotos y vuelve a medir el perímetro de tu cintura, anotando la nueva medición debajo de la obtenida el primer día.

5) ¡Compara y haz la resta!

Te aseguro que si no ha habido ningún problema al hacer los ejercicios o alguna otra limitación que no conozcamos, tu barriga va a disminuir alrededor de 6 cm. ¡En sólo cuatro semanas! ¡Invirtiendo tan sólo 10 minutos al día!

¿Te apuntas? Tienes mucho que ganar y nada que perder.

¡Puedes empezar hoy mismo!

Aclaraciones:

Si sigues las pautas al pie de la letra reducirás tu cintura seguro, pero los centímetros exactos que puedas perder, dependerán de varios factores, como el nivel de distensión de tu faja abdominal o el nivel de grasa abdominovisceral. Y es muy importante que los ejercicios se hagan bien.

Los hipopresivos no tienen una gran incidencia en la activación del metabolismo, es decir, son muy pocas las kilocalorías que puedes quemar. Y, aunque hacerlos ya te aportará grandes mejoras, sí tienes un porcentaje de grasa elevado y estás en baja forma, te aconsejo que los combines con unas buenas pautas de ejercicio físico y nutrición. En los siguientes capítulos encontrarás más información al respecto.

9 Actividad física y vientre plano. Más allá de los hipopresivos

Hasta ahora, hemos aprendido cómo funcionan realmente nuestros abdominales y hemos aclarado algunos conceptos que nos ayudarán a tomar ciertas decisiones respecto a cómo debemos ejercitarlos. Hemos visto la importancia que tiene para nuestra salud mantener una faja abdominal activa, y ahora sabemos que, gracias a sus múltiples beneficios, los ejercicios hipopresivos son un elemento clave para conseguirlo.

Es un hecho y está científicamente demostrado que los ejercicios hipopresivos, son un sistema revolucionario en cuanto a sus espectaculares efectos sobre la salud abdominal, pero también hay otros factores importantes a tener en cuenta que determinarán que tengamos éxito o no en este proceso de cambio que nos planteamos.

En este sentido, no podemos olvidarnos de todas aquellas cuestiones que afectan directamente a las características individuales de cada uno, como pueden ser el metabolismo, el género, la edad, el peso, la calidad de la masa muscular y/o el porcentaje graso.

Imagínate, por ejemplo, dos perfiles de personas: una que practica hipopresivos pero tiene sobrepeso y un nivel de grasa elevado, y otra que está en su peso ideal pero tiene un abdomen abultado por culpa de una faja abdominal débil que le produce dolores de espalda y/o problemas con su suelo pélvico. En ambos casos los hipopresivos son importantes, pero un entrenamiento adecuado y unas buenas pautas nutricionales también lo son. Una cosa no puede ir sin la otra, se tienen que complementar. Como ya avanzábamos al principio del libro, lo más importante será que nos mantengamos equilibrados.

Por lo tanto, por muchos hipopresivos que hagas no conseguirás los resultados deseados sin estar en una buena forma física. Eso implica mantenerte en el peso ideal y tener un tono muscular adecuado, entre otras cosas.

Tu peso ideal

Saber cuál es nuestro peso ideal es una de las grandes cuestiones que todos nos hemos planteado alguna vez. Estamos acostumbrados a tomar como referencia el resultado que se establece con la relación entre el peso y la altura, lo que conocemos como Índice de Masa Corporal (IMC).

Pero lo cierto es que el peso ideal puede variar en cada persona. Lo importante aquí es saber cuál es nuestro somatotipo, que viene determinado por factores genéticos. Estaremos de acuerdo en que no es lo mismo el peso ideal para una persona con una complexión robusta y ancha que para una persona de complexión delgada.

El cuerpo se puede clasificar en tres categorías de somatotipo diferentes, en función de su composición corporal y forma: ectomorfo, mesomorfo y endomorfo.

El ectomorfo es el cuerpo de complexión delgada. Se caracteriza por un nivel de grasa subcutánea muy bajo y poca masa muscular. Este somatotipo es de metabolismo rápido.

El endomorfo viene determinado por un metabolismo lento, con tendencia a acumular grasa. Son cuerpos de estructura ósea grande y robusta, aunque con unos niveles de fuerza bajos. Son de cintura y cadera anchas, extremidades gruesas y con el cuerpo en forma de pera.

El somatotipo mesomorfo es el de complexión media. Son cuerpos que se caracterizan por un metabolismo rápido, con unos niveles de fuerza altos y un porcentaje de grasa bajo. Tienen los hombros y la caja torácica ancha y la cintura estrecha, con unos brazos y piernas musculosas. Las personas dentro de este somatotipo tienen un deseo constante de estar en movimiento y, debido al entrenamiento, tienen un crecimiento muscular más rápido.

Cambiar tu composición corporal e influir en tu metabolismo es posible, pero tenemos que ser conscientes de cuál es nuestra predisposición genética. Por lo tanto, lo primero que deberías hacer es saber cuál es tu somatotipo, y a partir de ahí podrás ser más realista y perseguir objetivos más coherentes.

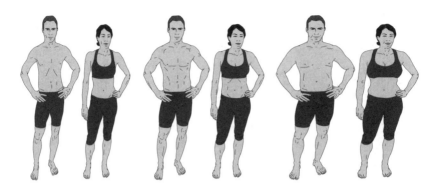

Figura 9.1. Diferentes somatotipos.

En la tabla puedes ver cuál sería tu peso ideal en función de tu somatotipo:

ESTATURA	PEQUEÑA	MEDIANA	GRANDE
1,47	42-45	44-49	47-54
1,50	43-46	45-50	48-56
1,52	44-47	46-51	50-58
1,55	45-49	47-53	51-59
1,57	46-50	49-54	52-60
1,60	48-51	50-56	54-61
1,62	49-53	51-57	55-63
1,65	51-54	53-59	57-65
1,68	52-56	55-61	58-66
1,70	54-58	56-63	60-68
1,73	56-60	58-65	62-70
1,75	57-61	60-67	64-72
1,78	59-64	62-69	66-74
1,80	61-66	64-71	67-76
1,83	63-67	66-72	70-79

ESTATURA	PEQUEÑA	MEDIANA	GRANDE
1,57	51-55	54-59	57-64
1,60	52-56	55-60	59-66
1,62	54-57	56-62	60-67
1,65	55-59	58-63	61-69
1,68	56-60	59-65	63-71
1,70	58-62	61-67	65-73
1,73	60-64	63-69	67-75
1,75	62-66	65-71	69-77
1,78	64-68	66-73	71-79
1,80	66-70	68-75	72-81
1,83	67-72	70-77	75-84
1,85	69-74	72-80	76-86
1,88	71-76	74-82	79-88
1,90	73-78	76-84	88-91
1,93	75-80	78-86	83-93

Figura 9.2. Peso ideal según tu complexión o somatotipo.

¿Perder peso o eliminar grasa?

Perder peso puede parecer teóricamente muy sencillo. Sin embargo, llevarlo a la práctica y obtener resultados es más complicado. Podríamos afirmar que para perder peso sólo necesitamos hacer números en la balanza calórica, es decir, si gastas más calorías de las que ingieres pierdes peso, y si sucede lo contrario el peso aumenta. Pero lo cierto es que detrás de un proceso de estas características hay un nivel de complejidad algo mayor, en el que influyen factores como la alimentación, el estado de forma, el clima hormonal, o los conflictos emocionales.

Lo primero que deberíamos hacer es aclarar los conceptos, puesto que no es lo mismo perder peso que perder grasa.

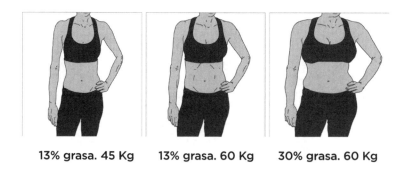

13% grasa. 45 Kg   13% grasa. 60 Kg   30% grasa. 60 Kg

Figura 9.3. Diferencias en la composición corporal. Peso y porcentaje de grasa

Cuando hablamos de perder peso nos referimos al cómputo general de todo el peso corporal, en el que influyen la suma por separado del porcentaje de agua, el peso de la masa muscular, la masa ósea, el peso de los órganos y vísceras y, evidentemente, también los kilos de grasa acumulados.

A veces podemos pensar que nuestro estado de salud y de forma son óptimos, de acuerdo con los parámetros establecidos que determinan las características de nuestro peso ideal según el IMC, pero no estamos teniendo en cuenta factores determinantes, como por ejemplo cuánta parte de ese peso es grasa y cuánta masa muscular, lo cual supone un factor determinante para nuestra salud. Lógicamente, 1 kg de masa muscular y 1 kg de grasa pesan lo mismo, pero la grasa ocupa más del doble de volumen que el músculo.

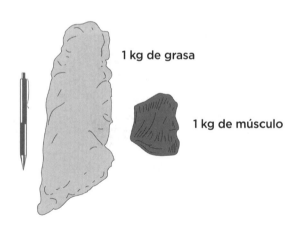

Figura 9.4. 1 kg de grasa *versus* 1 kg de músculo.

Aunque su repercusión es evidente, estéticamente el peso tampoco es lo más importante. Aquí lo que realmente nos preocupa es el grado de definición, que es determinado por la calidad de la masa muscular y los niveles de grasa y agua en el cuerpo.

Con esto, lo que queremos decir es que fijarnos solamente en lo que indica la báscula no nos servirá para saber si tenemos un peso saludable. Lo cierto es que si quisieras podrías perder entre 6 y 8 kg en un mes, pero es fisiológicamente imposible que esos kilos sean de grasa: nuestro organismo no puede eliminar tanta cantidad de tejido graso en tan solo cuatro semanas. Por lo tanto, cuidado con estas dietas rápidas y productos milagrosos que prometen adelgazar en tiempos récord. No te fíes, porque como mucho, lo que conseguirás es perder agua y masa muscular, incluso densidad ósea, lo que sería poco saludable, y lo que es peor, enseguida recuperarías lo perdido.

Un programa de pérdida de peso debe plantearse a medio-largo plazo, en períodos de alrededor de seis meses a un año, y debería estar enfocado a conseguir un cambio en nuestra composición corporal. Es decir, no es cuestión de perder 2, 5 o 10 kg; como ya hemos dicho antes, fijarte en lo que dice la báscula es un error. Lo realmente interesante es centrarte en alcanzar un determinado porcentaje de grasa, y para eso necesitas incrementar tu metabolismo.

CLASIFICACIÓN	MUJERES (%)	HOMBRES (%)
Normal	24 - 30	12 - 20
Límite	31 - 35	21 - 25
Obesidad	+ 35	+ 25

Figura 9.5. Porcentaje normal de grasa.

Aunque la mejor manera de saber que estás perdiendo peso de forma adecuada es aumentando
el nivel de forma. Lo comprobarás fácilmente con
la ropa: los pantalones que antes no te entraban
ahora te vendrán grandes, y eso se debe a que tu
cuerpo está cambiando. Si tu rendimiento mejora,
la composición corporal también lo hará, pues tu
organismo hará las adaptaciones necesarias. Una
cosa es consecuencia de la otra, estableciéndose
una relación directamente proporcional.

Todo esto nos lleva a hablarte de las bases sobre
la manera en que el ejercicio físico afecta a nuestro metabolismo.

El metabolismo

El metabolismo es el conjunto de procesos físicos y químicos que ocurren en nuestras células y
que transforman la energía proveniente de los alimentos para mantener nuestras funciones vitales,
como la respiración, la circulación sanguínea, la
regulación de la temperatura corporal, la contracción muscular, la digestión y eliminación de desechos, y el funcionamiento del sistema nervioso.

Sólo por el hecho de estar vivos y para mantenerse en reposo, el organismo necesita una cantidad mínima de energía, lo que llamamos metabolismo basal. Cuando aportamos al organismo más energía de la que necesita, la almacena en forma de grasa, como si fuera un depósito, y esto hace que aumentemos de peso. Por lo tanto, nuestra capacidad para ganar o perder peso dependerá directamente de la manera en que podamos influir sobre nuestro metabolismo.

Cada persona tiene un metabolismo distinto en función de su predisposición genética. Sin embargo, el metabolismo puede sufrir modificaciones. El ejercicio es uno de los principales factores que hace que aumente, mientras que la desnutrición o una dieta descompensada lo reducen drásticamente hasta un 25%.

Aquí es donde entran en juego las calorías. Una caloría es la unidad que mide cuánta energía proporciona un determinado alimento al cuerpo. Las vías para obtener y aprovechar esta energía de los alimentos son diversas, y según el tipo de actividad que estemos realizando y en función de la intensidad y el tiempo de ejecución de la misma, predominarán más unas u otras.

Sabemos que, principalmente aunque no exclusivamente, podemos obtener energía de las grasas (lipólisis) y de la glucosa (glucólisis). Para activar el metabolismo de las grasas es precisa una actividad de intensidad moderada y prolongada en el tiempo. Mientras que en ejercicios de intensidad alta y de duración corta, estaremos utilizando principalmente las reservas de glucógeno.

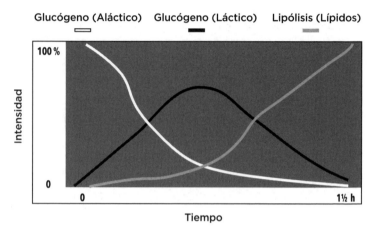

Figura 9.6. Diferentes vías metabólicas.

Esto quiere decir que para quemar grasas, a priori parece mejor opción hacer ejercicio moderado durante 60' que intensamente durante 20'. Sin embargo, en los últimos años algunos estudios han demostrado el efecto del ejercicio de alta intensidad en el consumo de oxígeno posterior al esfuerzo (EPOC). Está comprobado que la intensidad alta produce un mayor aumento del metabolismo que la baja. De esta manera, así como el ejercicio aeróbico de larga duración puede quemar más calorías durante su ejecución, el de alta intensidad consigue un mayor gasto energético después del ejercicio. Esto significa que se queman más calorías estando en reposo, lo que supone un beneficio clave a la hora de bajar de peso.

La controversia surge por el hecho de que para realizar este tipo de entrenamientos de alta intensidad se requiere un cierto nivel de condición física y no todo el mundo está preparado para ello. En este caso, nuestra recomendación sería empezar desde la base trabajando las cualidades físicas básicas.

Diferentes formas de entrenar

Como hemos comentado anteriormente, que se marquen más o menos tus músculos y, por lo tanto, también tus abdominales dependerá básicamente del grado de definición, que estará determinado por el nivel de grasa en el tejido adiposo. Además, sabemos que lo verdaderamente importante para nuestra salud no es solamente perder peso, sino quemar grasa.

Conseguir el grado de definición deseado no es tarea fácil y no lo lograrás en un par de semanas, necesitarás incluir estrategias de entrenamiento adecuadas, que a su vez estén coordinadas con unas buenas pautas de alimentación y tendrás que darle tiempo a tu metabolismo para que se estabilice y se adapte a la nueva rutina.

En este apartado te presentaremos los mejores métodos de entrenamiento para quemar grasas, que junto a los ejercicios hipopresivos te aportarán los beneficios que necesitas para conseguir un vientre plano de forma más efectiva, así como un mejor estado de forma.

Cardio *versus* pesas

Solemos creer que para quemar grasa debemos hacer cuanto más ejercicio cardiovascular mejor. Siempre hemos pensado que para bajar esos kilos que nos sobran tenemos que dedicarle muchas horas al cardio (correr en la cinta, elíptica, bici, etc.).

Pues bien, pese a que es cierto que en el momento del entrenamiento se quemarán muchas más calorías con el cardio, con el trabajo de fuerza seguiremos quemando calorías después del ejercicio. Esto sucede porque al entrenar tus músculos estás aumentando tu metabolismo basal, lo que te permitirá consumir más calorías en reposo. Tanto es así, que el gasto calórico de tu metabolismo depende directamente de tu masa muscular.

Por lo tanto, si analizamos de forma aislada cada uno de estos dos sistemas de entrenamiento, las pesas te permiten quemar muchas más calorías a largo plazo que el cardio. Si eres de los que se pasa largas horas en la cinta sin obtener grandes resultados, te daría un consejo... ¡empieza a hacer pesas!

Aunque lo ideal es combinar ambos tipos de ejercicio. Añadir de 15' a 30' de cardio al final de tu rutina de fuerza dos o tres veces por semana te dará grandes resultados.

El cardio mejor al final

¿Por qué es mejor hacer la parte de entrenamiento cardiovascular al final?

El motivo es que en la parte final del entrenamiento, después del trabajo de fuerza, es cuando tu cuerpo empezará a necesitar las reservas de grasa para obtener energía.

En el entrenamiento con cargas, ya sea con pesas, con tu propio peso corporal o con otros sistemas, el organismo necesitará quemar primero las reservas de glucógeno para poder mantener el nivel de intensidad que se requiere en el trabajo de fuerza. De tal manera que si realizamos el trabajo cardiovascular después del trabajo de fuerza, estas reservas estarán ya parcialmente degradadas y el organismo accederá a los depósitos de grasa de forma más rápida para obtener energía.

Si lo hiciéramos al revés, primero el cardio y luego el entreno de fuerza, las reservas de glucógeno se degradarían sin apenas intervención de las grasas y posteriormente, en el trabajo con sobrecargas, la fatiga aparecería antes de tiempo por falta de suministro energético.

Además, el entrenamiento cardiovascular al final hará que aumente el flujo sanguíneo facilitando la eliminación de desechos y la aportación de nutrientes que ayudarán a la recuperación muscular.

Circuitos de fuerza-resistencia

Tal como apuntaba en el punto anterior, una combinación adecuada del trabajo de fuerza con el entrenamiento cardiovascular será un buen método para conseguir quemar grasa.

La mejor manera de hacerlo es combinar el trabajo de fuerza, organizado mediante diferentes ejercicios que impliquen grandes grupos musculares, con el trabajo cardiovascular. Contra mayor cantidad de músculos impliquemos a la vez en el mismo ejercicio más calorías estaremos quemando. Por lo tanto, prescindiremos de ejercicios analíticos para pequeños grupos de músculos y nos centraremos en ejercicios más globales que movilicen grandes cadenas musculares.

Tus sesiones de fuerza-resistencia deben durar menos de 1 hora; lo ideal es que puedas terminar la parte de fuerza en 30'-40', para combinarla después con otros 15-30' de cardio.

Método HIIT (High Intensity Interval Training)

La metodología HIIT o Entrenamiento Interválico de Alta Intensidad se basa en la realización de series de ejercicios de alta o muy alta intensidad alternados con períodos de recuperación de intensidad más baja.

Según las investigaciones, el entrenamiento HIIT ha demostrado un mayor efecto en la reducción de grasa que otros métodos más clásicos. Además, se ha visto que el trabajo de alta intensidad crea un ambiente hormonal en el organismo más favorable para aumentar la masa muscular e induce una reducción más pronunciada de la grasa adiposa en comparación con el entrenamiento convencional.

Pero la gran ventaja del método de entrenamiento HIIT es que favorece el EPOC (consumo de oxígeno posterior al ejercicio). Después de una sesión de HIIT de 15', el metabolismo se dispara porque el cuerpo necesita recuperarse y volver al estado anterior de reposo. Esto hace que aumente el gasto calórico durante las horas posteriores a su realización.

Con un ejercicio de HIIT de cuatro minutos se pueden llegar a quemar nueve veces más calorías que con uno convencional de 30-45 minutos de duración, ya que pese a que el gasto calórico inmediato es superior en el caso del entrenamiento convencional, los ejercicios interválicos de alta intensidad facilitan que nuestro organismo siga quemando calorías en reposo durante el resto del día.

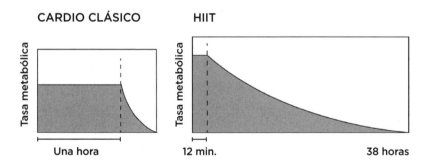

Figura 9.7. Diferencias entre entrenamiento de cardio y entrenamiento con HIIT.

Entrenar con el método HIIT te permite quemar más calorías y minimizar el tiempo de entrenamiento, ya que una sesión se puede realizar en tan sólo 15 minutos. Además, los ejercicios se pueden adaptar a tu nivel, regulando el tiempo de trabajo y de recuperación, lo que te permitirá ir progresando en función de cómo mejore tu condición física. Si tu forma física ya es aceptable, te recomiendo que realices entrenamientos con HIIT 2-3 veces por semana y enseguida notarás los resultados.

Otro factor a tener en cuenta es la versatilidad del método, que permite diseñar las sesiones de entrenamiento con una gran variedad de ejercicios. La clave a la hora de escoger los ejercicios para realizar HIIT es que sean movimientos que impliquen muchos grupos musculares a la vez y que permitan un trabajo de ejecución más intenso. Un ejemplo sería correr o nadar, pero podría hacerse realizando sentadillas o flexiones de brazos. Esto es muy positivo para personas con diversos problemas articulares y/o patologías relacionadas con la columna vertebral, ya que se pueden escoger ejercicios que no supongan ningún tipo de impacto.

La desventaja del HIIT es que el tiempo de recuperación una vez finalizado el entrenamiento es mucho más largo que el de otros métodos. Aunque su principal beneficio se basa en acelerar el metabolismo y aumentar el potencial para quemar grasas, el alto nivel de intensidad al que se trabaja puede provocar que la recuperación muscular sea mucho más complicada.

Es preciso aclarar que estas estrategias no tendrán la misma repercusión en personas entrenadas, con una buena base metabólica ya adquirida, que en personas sedentarias con un nivel de condición física bajo, que necesitarán más tiempo para obtener estos mecanismos naturales. Recomiendo consolidar cada nivel durante un mínimo de 6 a 8 semanas antes de pasar al siguiente, y siempre que tu condición física lo permita.

Tres errores de entrenamiento que no te permiten bajar de peso

1) Demasiado trabajo aeróbico

A veces nos encontramos con personas que no consiguen evolucionar y entran en fases de estancamiento. Lo que sucede es que acumulan mucho trabajo aeróbico en su plan de entrenamiento. A priori, a medida que hagamos más ejercicio cardiovascular conseguiremos un mayor consumo energético y una mayor pérdida de grasa, pero esto es así hasta cierto punto.

Si abusamos del cardio, llega un momento en que las principales vías energéticas que utilizamos para el ejercicio se agotan y el cuerpo empieza a degradar el músculo. Nuestros propios mecanismos de defensa protegen la grasa y empezamos a entrar en un estado catabólico. Esto hace que no solamente no consigamos quemar grasa, sino que baje nuestro ritmo metabólico y disminuya el rendimiento.

Ya sabemos lo importante que es tener un metabolismo rápido para quemar más grasas, y sabemos también que esto depende directamente de nuestra masa muscular. Por lo tanto, si haces demasiado cardio, estarás perdiendo músculo y eso no te ayudará a quemar grasas.

Realizando entre 4 y 6 horas semanales de cardio deberían ser suficientes para quemar grasas. Como ya hemos comentado anteriormente, lo mejor será combinarlo previamente con un trabajo de fuerza.

2) Entrenamiento analítico

Cuando hablamos de entrenamiento analítico nos referimos al trabajo aislado de un solo músculo. Escoger este tipo de ejercicios con el objetivo de quemar grasa es un mal enfoque.

Para quemar grasa lo que nos interesa es aumentar al máximo el consumo calórico en cada ejercicio, por lo que será más interesante elegir ejercicios que involucren varios grupos musculares grandes simultáneamente, en lugar de uno sólo. Si lo que quieres es quemar grasa, debes olvidarte de la clásica rutina de entrenamiento por grupos musculares. Olvídate del habitual entreno convencional de dos grupos musculares por sesión y pásate a un entrenamiento más funcional en el que trabajes por cadenas musculares.

Es decir, con unas sentadillas o con unas flexiones de brazos conseguirás quemar muchas más calorías que haciendo pesas para el bíceps con una mano. Puedes introducir el trabajo con plataformas inestables, como el *bosu* y el *fitball*, y conseguirás una mayor actividad neuromuscular y un mayor grado de activación de las fibras musculares. Puedes ayudarte de nuevas herramientas como el TRX, que te permite realizar ejercicios en suspensión con mucha más libertad de movimientos haciendo que actúen los músculos estabilizadores. Intenta realizar más ejercicios de pie, en lugar de sentado. Haz más ejercicios con tu propio peso corporal y deja de lado las máquinas de entrenamiento muscular aislado, una buena manera de hacerlo son los ejercicios en suspensión con el TRX.

Por lo tanto, si quieres quemar grasa no pierdas el tiempo con ejercicios analíticos y concéntrate en ejercicios más globales y combinados.

3) Entrenamiento de baja intensidad

Como hemos visto al hablar del funcionamiento de nuestro metabolismo, las grasas se degradan en ejercicios de intensidad media-baja en períodos de larga duración. Pero el problema es que si no entrenas para mejorar tu condición física es difícil que puedas avanzar y conseguir un cambio notorio en tu composición corporal.

Hacer ejercicios continuos de baja intensidad puede funcionar al principio en personas con un nivel muy básico, a las cuales ya les irá bien generar estas primeras adaptaciones al esfuerzo. Pero si sólo realizas este tipo de entrenamientos, ense guida te estancarás porque tu cuerpo se adaptará fácilmente y no mejorarás.

Cuando hablamos de intensidad nos referimos a la velocidad y al ritmo en que ejecutamos los ejercicios, el peso que levantamos o las pausas de recuperación. Es decir, no es suficiente con salir a caminar 1 hora, necesitarás hacer algo más. Tal y como hemos comentado, tendrás que incluir entrenamientos anaeróbicos y trabajos de fuerza que supongan un aumento suficiente de la intensidad capaz de incidir en el metabolismo.

Aumentar la intensidad requiere una mayor exigencia que, al fin y al cabo, nos llevará a mejorar nuestras capacidades. La intensidad a la que se trabaja es importante y para conseguir resultados será necesario combinarla en nuestros entrenamientos.

Un buen ejemplo de entrenamiento de alta intensidad es el HIIT, que anteriormente ya hemos propuesto como el mejor sistema de entrenamiento interválico para quemar grasas.

Cómo hacer ejercicio sin perjudicar el suelo pélvico

Como ya hemos comentado, algunas actividades pueden dañar tu suelo pélvico si no tomas precauciones, como por ejemplo los ejercicios con impacto o con pesas.

En las diferentes formas de entrenamiento que te propongo hay algunos ejercicios que podrían aumentar la presión abdominal y someter a un esfuerzo excesivo el suelo pélvico.

Lo fundamental aquí es centrarse en la respiración. Debemos mantener una respiración fluida y continua en todos los ejercicios, sin bloqueos. Cuando dejamos de respirar provocamos este sobreesfuerzo en el abdomen que no queremos. De modo que, a no ser que te dediques a la halterofilia, te aconsejaría que evites trabajar con pesos máximos que no controles y que puedan aumentar bruscamente la presión. Selecciona cargas adecuadas con las que puedas mantener el control de la respiración, del abdomen y de la postura de una forma coordinada.

Es muy importante que puedas mantener una postura erguida y activar voluntariamente la musculatura profunda del abdomen y del suelo pélvico mientras haces los ejercicios.

Aunque realices correctamente los ejercicios, necesitarás compensar tu musculatura y hacer un trabajo de prevención que te permita contrarrestar los efectos negativos que podrían tener algunos de ellos. Por eso, lo ideal es que le dediques como mínimo un par de días a la semana a los hipopresivos y los introduzcas de forma habitual en tu plan de entrenamiento.

En determinados casos –especialmente si acabas de ser madre, tienes un nivel de condición física bajo, o realizas otras actividades de impacto con frecuencia como el *crossfit* o el *running*–, es esencial que lo combines con hipopresivos.

Consejo. ¡Milagros a Lourdes! Debemos ser conscientes de nuestras propias limitaciones y capacidades. Si tienes sobrepeso o estás en baja forma, no es suficiente con hacer sólo hipopresivos, ponte en forma y sigue una dieta adecuada.

10 Nutrición. La importancia de una buena conducta alimentaria

Siempre que intentamos efectuar un cambio importante en nuestros hábitos de vida, no podemos olvidarnos de la importancia que una correcta alimentación tiene para potenciar todas las mejoras que proporcionamos al organismo.

Desafortunadamente, vivimos y crecemos en una sociedad en la que alimentarse de una manera inadecuada es algo demasiado común y socialmente aceptado. Ya desde niños somos víctimas de patrones alimentarios claramente influenciados por la potente industria alimentaria y publicitaria, complementados con hábitos nutricionales familiares viciados de generación en generación. Por eso es clave que desde pequeños aprendamos buenas conductas alimentarias que serán vitales en nuestro desarrollo personal futuro.

Tanto la gimnasia hipopresiva como cualquier forma de ejercicio físico bien planificada nos proporcionarán innumerables beneficios a nivel físico y mental, y es en estos momentos cuando una buena alimentación se convierte en el complemento perfecto para que multipliquemos los resultados.

Como profesionales del sector de la actividad física nos encontramos diariamente con muchísimas personas que deciden ponerse en nuestras manos para mejorar su condición física, y frecuentemente observamos una mala elección en sus hábitos e ingesta nutricional que les impiden alcanzar de manera óptima los objetivos marcados.

Actualmente, cada vez somos más conscientes de la importancia nutricional en la mejora de la salud y en todas las facetas del rendimiento deportivo. Por eso, os instamos a que siempre que optéis por corregir vuestros hábitos alimenticios os dejéis aconsejar por un profesional dietista-nutricionista o por un facultativo experto en nutrición.

Fundamentos nutricionales

Cuando resulta apropiada, la alimentación es uno de los principales agentes de salud y vida. Frases históricas que todos conocemos, como «Que la comida sea tu alimento y el alimento tu medicina», evidencian ya desde hace mucho el conocimiento de las bondades de la buena comida.

¿Cuánto comer?

Hay que comer aquella cantidad que satisfaga el hambre natural y deje el estómago liviano. Si recargamos el estómago de alimentos, se retrasará la digestión y elaboraremos sangre impura. El exceso de comida sobrecarga el organismo, hace fluir al estómago una cantidad excesiva de sangre, impone un pesado recargo a los órganos digestivos, y una vez estos han cumplido su tarea se experimenta decaimiento y languidez, incluso embotamiento cerebral, con aversión al trabajo físico y mental.

¿Cuándo comer?

Sólo debemos comer cuando tengamos hambre, nunca sin ella. La buena digestión sigue al apetito y la salud a ambos. Hay que comer cuando realmente se necesite. Es verdad que los estilos de vida modernos, las largas jornadas laborales, el estrés y los excesos de responsabilidades hacen que muchísimas personas adopten malas conductas que sistemáticamente producirán un enlentecimiento progresivo de su tasa metabólica, y esta a su vez repercutirá directamente en la respuesta cerebral al proceso del apetito.

¿Dónde comer?

- El comedor debe ser atractivo, soleado y con buena ventilación.

- Es importante la iluminación y la ausencia de ruidos molestos.

- Compartir la mesa hace más agradable la comida y facilita la digestión.

¿Cómo comer?

Hay que comer despacio, ensalivando bien la comida, masticando calmada y completamente. Se considera que el alimento bien masticado en la boca va medio digerido al estómago. Una persona que come agitada, que no tiene tiempo, está en camino de afecciones crónicas de estómago (úlcera, cáncer, etc.).

Consejos dietéticos generales

- Comer alimentos refrescantes, tales como verduras crudas y frutas.

- Controlar la cantidad y calidad de los alimentos.

- Levantarse de la mesa con algo de apetito.

- Procurar que en la dieta habitual se establezca un higiénico balance en cuanto al aporte de calorías, que, a título orientativo, debe ser algo inferior a 40 por kilo de peso y día, y adaptarse en lo posible a estos porcentajes: un 55% de hidratos de carbono complejos, un 30% de grasa, procurando que la mayoría sean mono y poliinsaturadas, y un 15% de proteínas.

- Incluir siempre fibra en la dieta, en una cantidad no inferior a 25 g por día.

- Eliminar o reducir el consumo de tabaco y alcohol porque sólo aportan calorías vacías y sustancias tóxicas para el organismo, además de hacerlo propenso al padecimiento de un sinnúmero de enfermedades graves y a veces fatales.

- Reducir razonablemente el consumo de sal, teniendo en cuenta no sólo la que se añade a las comidas, sino también el hecho de que en muchos alimentos se encuentra oculta en grandes cantidades: chips, ahumados, snacks, sopas de sobre.

- Beber cada día un mínimo de un litro y medio de agua, cantidad que por supuesto, en caso de ejercicio o según la temperatura, puede ser más elevada.

- Comer la fruta fuera de las comidas es un buen hábito.

- Dar preferencia a los alimentos integrales frente a los refinados.

- Comer de forma variada e imaginativa, recordando que todos los alimentos aportan nutrientes necesarios para el organismo. Variedad e imaginación no sólo incluye tipos de alimentos, sino formas de preparación y combinación.

- Convencerse de que comer no es tan sólo una necesidad, sino una excelente oportunidad para disfrutar, y no únicamente para el paladar, porque también se come con la vista y el olfato. Por lo tanto, no dejes que televisión y soportes digitales te priven de tan gratos momentos.

- Olvidarse de las dietas milagrosas. La mayoría de las dietas de adelgazamiento sólo consiguen hacer perder masa muscular, líquidos y minerales importantes para el correcto funcionamiento del sistema y no solucionan de manera permanente el exceso de grasa.

Diez alimentos que favorecen un vientre plano

1) Frutos del bosque

Los frutos del bosque son bajos en azúcares y altos en antioxidantes, lo que los convierte en un gran alimento para lograr un vientre plano. Consume una taza de arándanos todos los días para conseguir unos abdominales más tonificados. Estos frutos te ayudan a mejorar el proceso digestivo, estabilizan el azúcar en la sangre y reducen la hinchazón. Pueden darte energía a medio día o cuando te ejercitas.

2) Soja

Las semillas de soja son una muy buena fuente de proteína de muy fácil absorción y digestión, fibra y antioxidantes. Las intolerancias a la lactosa y diferentes problemas acarreados por el consumo de lácteos convierten las bebidas de soja y sus derivados en grandes para evitar las tan comunes hinchazones abdominales.

3) Manzanas

Las manzanas son uno de los alimentos más saludables que puedes consumir. Cada manzana contiene 5 g de fibras, así como también de pectina, un quemador de grasa natural. Son bajas en azúcares y calorías, lo que las convierte en un snack perfecto para conseguir esos abdominales.

4) Quínoa

La quínoa contiene 11 g de proteína y 5 g de fibra por cada media taza. Este grano es una opción deliciosa y saludable para un acompañamiento. Con una textura crujiente y blanda a la vez y un sabor parecido al de los frutos secos es como la mezcla entre un arroz de grano corto y un cuscús integral.

5) Aguacate

El aguacate es una de las frutas más nutritivas que puedas escoger en una dieta saludable. Son una gran fuente de vitamina E. Cuando consumes de manera habitual esta vitamina, el cuerpo está totalmente equipado para protegerse contra cualquier enfermedad. Además, la vitamina E también ayuda a revitalizar la piel haciéndola suave y flexible gracias a sus propiedades antioxidantes.

6) Té verde

Esta bebida es genial para mantener el peso, e incluso para adelgazar. Los flavonoides presentes en sus hojas son unos poderosos antiinflamatorios.

7) Ácidos grasos omega-3

La clave para eliminar la hinchazón abdominal también está en consumir alimentos con alto contenido en ácidos grasos omega-3 y bajo en ácidos grasos omega-6. Come más nueces, semillas de lino y pescado, como por ejemplo salmón.

8) Aceite de oliva

Cuando se trata de reducir el colesterol malo el aceite de oliva es perfecto pues es rico en fenol, un compuesto que ayuda a proteger las paredes de las arterias y mejora el flujo sanguíneo. Un vientre plano es un cuerpo sin colesterol.

9) Limón

El consumo de azúcar es contrario a la idea de bajar de peso y mantener el vientre plano. Lo mejor que puedes hacer es tomar un poco de agua de limón para sustituir las bebidas altas en azúcar. El limón es un potente desintoxicante y depurativo, que facilita la eliminación de sustancias tóxicas. Además, tomas vitamina C que es perfecta para tu piel.

10) Agua

Se sabe que el agua ayuda a depurar el cuerpo; es indispensable beber una cantidad suficiente al día (unos dos litros) para conseguir un vientre plano. Si tu cuerpo está libre de toxinas entonces no tendrá por qué hincharse.

Cinco enemigos del vientre plano

1) Bebidas alcohólicas

El alcohol es un auténtico veneno para las células del hígado. En cualquier dosis resulta altamente nocivo para el hígado, que degenera y destruye. Así que si quieres tener el abdomen plano, es mejor que empieces a cuidarlo haciendo una buena depuración hepática.

2) Sal

El sodio presente en la sal produce una importante retención de agua y líquidos, por lo que tu abdomen se puede ver seriamente comprometido si abusas de su consumo. Hay que prestar especial atención a la llamada sal invisible, añadida en los alimentos transformados (platos preparados, snacks, quesos, cereales...) que representa un 72%

del consumo de sal en la dieta y que es posible reducir.

3) Harinas refinadas

Son ricas fuentes de carbohidratos y su ingestión excesiva se ha asociado con una mayor acumulación de grasa abdominal, por lo que es recomendable evitar su consumo, y en su lugar incluir cereales integrales. Algunas harinas refinadas son las harinas blancas, el pan blanco, el arroz refinado, etc. En lugar de estos alimentos puedes consumir granos integrales o pan de centeno. Los cereales integrales son una fuente de fibra que contribuye a una buena digestión, lo cual a su vez favorece un vientre plano.

4) Las grasas no saludables

Hay dos tipos de grasas en la dieta que están relacionadas con la inflamación y que por lo tanto contribuyen al exceso de grasa del vientre y a su inflamación: son las grasas saturadas y especialmente las grasas trans.

Las grasas saturadas, la mayoría de las cuales son de origen animal, están presentes en las carnes y derivados, leche y derivados como la nata o el yogur.

Las grasas trans se encuentran en alimentos procesados, como por ejemplo margarinas, bollería industrial, galletas, patatas fritas y otros snacks. Estas son las que constituyen un verdadero problema y son mucho más perjudiciales que las saturadas.

5) Azucares

El exceso de azúcar blanco y de productos elaborados con azúcares refinados irrita la mucosa del estómago y produce inflamaciones gastrointestinales. Decántate por azúcares mejor tolerados como los que se encuentran en la fruta.

11 Las diez claves para conseguir un vientre plano

1. Programa tu mente. Lo primero que deberías hacer es encontrar el equilibrio emocional necesario. Libérate de la tensión y busca la motivación en ti mismo. Si no tienes una buena predisposición, quizá empieces probando los ejercicios unos días y luego lo dejarás. Deja de boicotearte a ti mismo y empieza a hacer lo que realmente tienes que hacer para ser más feliz. En el primer capítulo te enseñamos cómo hacerlo.

2. ¡No te obsesiones con tu cuerpo! La salud siempre es lo primero. Olvídate de la parte estética, deja de obsesionarte con ciertas partes de tu cuerpo que no te gustan. Céntrate en los beneficios que el ejercicio físico aporta a tu salud y deja que la belleza sea sólo una consecuencia natural de cuidarte.

3. Conoce tu faja abdominal. Tener consciencia de cómo funciona tu abdomen es una gran ventaja. Te ayudará a dominarlo mejor, entrenarás de forma más eficiente y te permitirá obtener mejores resultados. Conoce tu cuerpo para que te sea más fácil tener éxito.

4. Olvida los ejercicios de abdominales clásicos. Estos ejercicios NO reducen el perímetro de la cintura y repercuten negativamente en la salud abdominal, afectando sobre todo a tu suelo pélvico y a tu columna vertebral.

5. ¡Haz hipopresivos! Esta es la única técnica que se ha demostrado científicamente que reduce de forma efectiva el perímetro de tu cintura. Además te aporta grandes beneficios para la salud en general.

6. Crea un hábito. Introduce los hipopresivos como un hábito fundamental en tu vida. Hacer los ejercicios dos veces por semana es suficiente. Sé lo más riguroso posible a la hora de seguir las pautas posturales y respiratorias y notarás los cambios enseguida.

7. ¡Apúntate al reto! Te proponemos un reto muy sencillo pero muy potente para conseguir un vientre plano de forma muy rápida. Es un plan de un mes con hipopresivos gracias al cual entrenando tan sólo 10' al día puedes reducir ¡6 cm de cintura!

8. Ponte en forma. Haz ejercicio de forma regular y mantente activa/o. El ejercicio cardiovascular te ayudará mucho, pero si lo combinas con ejercicios de fuerza es mucho mejor. Te proponemos diferentes maneras de hacerlo.

9. Quema la grasa. No cometas los errores de entrenamiento que te impiden quemar grasa. Haz ejercicio de manera eficiente empleando métodos que te permitan acelerar el metabolismo y quemar grasas de verdad. Utiliza el método HIIT para conseguirlo.

10. Cuida tu alimentación. La alimentación es un pilar fundamental. Come de manera sana y equilibrada para mantener un vientre plano. Sigue buenos consejos nutricionales.

Testimonios

«Los hipopresivos han sido un descubrimiento para mí, una forma diferente de hacer abdominales y entrenar el diafragma. Aumentan la capacidad respiratoria, inciden sobre la figura (cintura y abdomen) y, sobre todo, cambian la actitud corporal. Es como si todo, incluidas las vísceras, se recolocase y se pusiera en su sitio. Y los beneficios sobre el suelo pélvico son también innegables.

»Por otra parte, ¡qué decir de la metaprogramación! Siempre he considerado que el ser humano es un todo y que no se puede separar la parte psíquica de la física porque interactúan continuamente influyendo cada una en la otra.

»Es por eso que estoy convencida de que las patologías psicosomáticas configuran una gran parte de nuestras dolencias y que si nuestro "ordenador central" estropea algo, también es capaz de arreglarlo. Por eso un ejercicio dirigido directamente a la introspección y a nuestro propio inconsciente, puede tener consecuencias muy positivas en nuestro bienestar y en nuestra vida cotidiana.

»Conmigo así ha sido, y le agradezco a Marc haberme descubierto ambas técnicas y haberme instruido en ellas».

Ángeles N., 65 años.

«Hace un tiempo me informé sobre los hipopresivos, motivada por el boom que estaban teniendo. La verdad es que llevo poco tiempo haciéndolos y a pesar de que no soy muy constante, desde el primer momento noté sus beneficios ya que si lo hago antes de jugar a fútbol o de hacer *running*, he notado que tengo más resistencia y puedo aguantar con mayor facilidad el mismo ejercicio».

Anna B., 30 años.

«Mi experiencia con los hipopresivos tiene una dimensión más amplia que la estrictamente corporal. Haciendo hipopresivos noto los beneficios también para mi mente, relajando con las respiraciones y conectando conmigo misma, quitando de en medio los "ruidos" innecesarios del día a día.

»Añadiendo a esta experiencia la metaprogramación he podido enfrentar bloqueos mentales y dejarlos atrás para poder focalizarme en el ejercicio de una forma más constructiva».

Lydia P., 31 años.

«Yo siempre había tenido un abdomen plano y marcado por el deporte pero tras mi embarazo gemelar lo había perdido completamente, viéndose alterado por una distensión abdominal que parecía querer quedarse para siempre. Pasé el período de cuarentena y durante los seis meses que duró mi baja maternal realicé hipopresivos dos días por semana, veinte minutos cada día, con mi entrenador personal. La experiencia ha sido altamente satisfactoria. La hinchazón del abdomen mejoró mucho y tras algún mes más ha vuelto a ser el de antes. Nadie diría que he pasado un embarazo y menos gemelar».

Cristina M., 38 años.

«Como fisioterapeuta utilizo los hipopresivos sobre todo en casos de inestabilidad de la columna, patologías lumbares y posparto. En las lumbalgias, he notado que los pacientes tienen una notable mejora en la sintomatología. El aumento del tono de la faja abdominal que se consigue con los hipopresivos mejora la sujeción y disminuye el dolor, ayudando a la progresión de la lesión y la aparición de otras patologías. Referente al posparto, utilizo los hipopresivos como prevención a la incontinencia y a los prolapsos, y en algunos casos graves hemos conseguido evitar el quirófano».

Roser G., 33 años.

Bibliografía

CAUFRIEZ, M. (1997). *Gimnasia Abdominal Hipopresiva.* Autoedición.

HAMER, R. G. (2005). *La nueva medicina germánica.* Málaga. Amici Di Dirk. Ediciones de la Nueva Medicina.

HERNÁNDEZ, D. (2015). *Las claves del Yoga. Teoría y práctica.* La fiebre de Marzo.

RIAL, T., y PINSACH, P. (2015). *Ejercicios hipopresivos.* Madrid. Esfera de los libros.

SCHNEIDER, E. (1986). *La salud por la nutrición.* Madrid. Editorial Safeliz.

THIBODEAU, G. A, y PATTON, K. T. (2007). *Anatomía y fisiología.* Barcelona. Elsevier España.

THORWALD, D, y DAHLKE, R. (2009). *La enfermedad como camino: Un método para el descubrimiento profundo de las enfermedades.* Barcelona. Debolsillo.

TRACY, B. (2004). *Metas: estrategias prácticas para determinar y conquistar sus objetivos.* Barcelona. Empresa Activa.

WILLIAMS, J. M. (1991). *Psicología aplicada al deporte.* Madrid. Biblioteca Nueva.

Más información de interés

Para profundizar en los temas tratados en este libro, te recomiendo estas páginas web:

www.wellfit.cat

www.lowpressurefitness.com

www.metaprogramación.net

www.inteligenciaevolutiva.org

www.facebook.com/marc.bonamusa.coach

OTROS TÍTULOS DE LA COLECCIÓN LO MEJOR DE TI

Amat
editorial

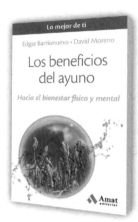

Los beneficios del ayuno

Edgar Barrionuevo
David Moreno
ISBN: 9788497358309
Págs: 144

¿Dejar de comer? ¡No! ¡Ni lo sueñes!". Esta suele ser la reacción más común que encontramos ante la sola mención de la palabra ayuno. Sin embargo, el ayuno tiene una base científica que demuestra que su práctica depura toxinas de nuestro cuerpo, colabora a la desinflamación de los intestinos y mejora el tránsito lento. Además previene la aparición de enfermedades cardiovasculares, cáncer o diabetes, entre otros beneficios que ayudan a poner a punto este preciado e intrincado mecanismo de relojería que es nuestro organismo.

Fruto de la experiencia de los autores, en estas páginas encontrará cuándo y cómo puede realizar el ayuno, qué contraindicaciones conlleva o qué momentos y situaciones son mejores para llevarlo a cabo. El presente libro no pretende convencer sino dar a conocer. Saciar la curiosidad de aquellos que por primera vez se adentran en este mundo y también complementar, con información rigurosa, los conocimientos de aquellas personas ya iniciadas.

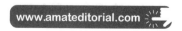

www.amateditorial.com

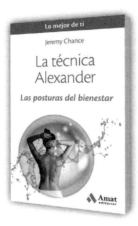

La técnica Alexander

Jeremy Chance
ISBN: 9788497358224
Págs: 160

9 788497 358224

La técnica Alexander te enseña cómo evitar la tensión muscular y mental innecesaria durante tus actividades diarias. No es solo una técnica de relajación o una forma de ejercicio, sino que te aporta una enseñanza para evitar el mal uso repetido del cuerpo, ya sea estando de pie, sentado de forma inadecuada o caminando de manera incorrecta. El objetivo de la técnica Alexander es ayudarte a dejar, poco a poco, los hábitos físicos que te producen malestar y devolverte a un estado de equilibrio físico que mejorará también tu bienestar emocional.

La técnica Alexander se ha convertido en un método reconocido y muy efectivo para coordinar cuerpo y mente y así poder pensar con más claridad y moverse de una manera más natural. Esta guía te mostrará cuáles son los métodos de enseñanza y cómo funcionan, te dará las claves para buscar un buen profesor y te indicará cómo practicar la técnica en casa.

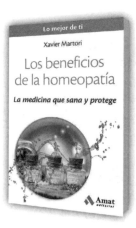

Los beneficios de la homeopatía

Xavier Martori

ISBN: 9788497358286

Págs: 144

Cada vez son más las personas que deciden recurrir a la homeopatía para complementar la medicina tradicional. Se trata de una terapia alternativa que no solo tiene como finalidad curar, sino sobre todo reforzar las defensas para que el sistema inmunológico sea más fuerte y pueda hacer frente de una manera más eficiente a posibles enfermedades.

A diferencia de la medicina tradicional, la homeopatía no busca acabar con los síntomas lo más rápidamente posible, sino obtener toda la información posible de ellos para entender el origen y las causas de la enfermedad. Los síntomas no son nuestros enemigos, sino nuestros aliados. Este libro te explica de una manera clara y sencilla todas las dudas que puedas tener sobre la homeopatía, qué enfermedad puede tratar y cuáles son sus beneficios.

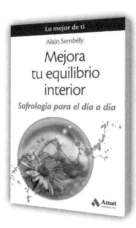

Mejora tu equilibrio interior

Alain Sembély
ISBN: 9788497358149
Págs: **112**

Hoy en día, que vivimos en un mundo trepidante con una actividad diaria frenética, es importante que dediquemos una parte de nuestro tiempo a nosotros mismos por el bien de nuestra salud física y psíquica. El objetivo de esta guía es que aprendas a controlar tu estado de bienestar y mantenerlo gracias a unos ejercicios muy sencillos pero que han demostrado ser muy útiles. La sofrología, cuya eficacia es reconocida en la lucha contra los efectos nocivos del estrés, las dependencias, las fobias, los estados depresivos y el insomnio, utiliza unas prácticas de relajación a través de las cuales, el pensamiento positivo, la autosugestión y la visualización, transforman rápidamente los hábitos inoportunos en actitudes positivas. Se basa en un método y unas técnicas para desarrollar la conciencia del ser: el objetivo es que seas el artesano de tu propio bienestar y crecimiento personal. Estos ejercicios, que se pueden practicar en cualquier momento del día, te enseñarán a controlar el estrés y las emociones y dominar tus nervios y tus miedos en cualquier situación.

www.amateditorial.com

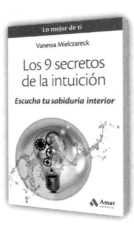

Los 9 secretos de la intuición

Vanessa Mielczareck
ISBN: 9788497358125
Págs: 128

Nuestra vida no es fruto del azar, ¡todas las respuestas están en nosotros! Encontrar buenas ideas, tomar decisiones que te permitan seguir adelante, entender una situación compleja en un instante, fiarte de una primera impresión… Todo esto es posible si sigues tu intuición. Para encontrar el éxito y tener una vida más fácil, no tienes que dejar las soluciones al destino sino que tienes que buscarlas en tu sabiduría interior. Esto es lo que propone Vanessa Mielczareck en este libro: aprender a potenciar nuestra inteligencia intuitiva.

De ese modo, reconocerás enseguida una intuición, te fiarás de sus mensajes y la seguirás con total confianza. Esta guía práctica, que propone un verdadero método con ejercicios simples y concretos, te ayudará a conectar con tu intuición para hacer de cada situación de tu vida cotidiana una experiencia positiva y afortunada.

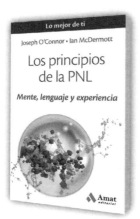

Los principios de la PNL

Joseph O'Connor
Ian McDermott
ISBN: 9788497358200
Págs: 128

9 788497 358200

Los usos y beneficios de la Programación Neuro-lingüística (PNL) son innumerables: nos ayuda a aumentar la confianza en nosotros mismos, evita que caigamos en estados de desánimo o depresión, nos estimula en nuestro desarrollo profesional y nos da las claves para alcanzar cualquier objetivo que nos propongamos. Esta guía explica los principios de la PNL y cómo usarlos en nuestra vida personal, espiritual y profesionalmente.

Sabrás qué es la PNL y cómo funciona, cómo modelar la excelencia para alcanzar los mejores resultados, cómo desarrollar la compenetración para mejorar las relaciones humanas y cómo estar en sintonía con tus patrones de comportamiento, lenguaje y sentidos, así como con los de la gente que te rodea, y cómo utilizar este conocimiento para alcanzar tus metas.